U0918851

前 言

便秘治疗，如同交响乐演奏

2004年，我出版了第一本关于便秘的书《让便秘痊愈的肠内调整法》（日本MAKINO出版）。该书内容偏向于指导轻微便秘的人自行解决的方法。由于该书引起很大反响，许多深受便秘之苦的患者纷纷到我的诊所来看“便秘门诊”。

而这些患者让我意识到，重症便秘者不在少数，光靠“肠内调整”无法解决他们的问题。顺便一提，目前虽然对便秘没有明确的定义，不过根据学会的认定，只要2～3天内排便1次、无特殊的自觉症状，就不算是便秘。

虽然很难明确区分便秘程度的轻重，可是以我过去的临床经验来看，重症便秘者有着明显的症状，如7～10天才排便1次。更严重者，如果不使用药物，一两周都无法排便，显然已经无法靠己力排便，也显示出“排便力”正在明显减退中。

因此，许多重症便秘者都依赖泻药生活。若泻药的用量在规定范围内，还不至于有太大的问题。然而，有些人的服用量是正常用量的2倍，甚至数十倍。另外，服用泻药的时间超过1年还算普通，有些人服用泻药已长达数十年。

因为抱着没什么大不了的心态，想着只要服用泻药就能改善便秘，所以养成了无法排便就服用泻药的不良习惯，结果演变成泻药依赖性。此外，也有不少患者到医疗机构就诊，却无法摆脱泻药的滥用。

关于这点，后文将有详述，不过部分医疗机构在面对便秘患者时，经常只会开泻药处方，而未想到要针对患者的饮食等方面进行根本治疗。搭配泻药进行饮食调治，就成了左右便秘痊愈的关键。

泻药不能连续使用，而是在感到排便困难时暂时应急的辅助药物。了解这点后，在饮食方面重新改变生活习惯，便可尽早停止服用泻药。就算无法完全改善便秘的情况，至少也不会让便秘慢性化。话虽如此，许多人为了避免痛苦，宁愿选择依赖泻药，这也就是为什么会从慢性便秘演变为每天必须服用过量泻药的“泻药依赖性”。

近年来，社会大众对于便秘一事较能以平常心对待，关于便秘的信息也变得较易取得。然而，若便秘的情况恶化，一般人还是很难轻易向他人开口，只好独自寻求泻药的帮助，这样只会让自己陷入恶性循环中。不少来我诊所的患者就曾坦言“真的好想摆脱泻药的阴影”。

面对想要治愈便秘并且减少泻药用量的患者，我也尝试了许多不同的治疗方式，希望帮助他们恢复自然排便，提高排便力。

老实说，目前几乎没有一本医学教科书提及如何治疗泻药依赖性，而现在对泻药依赖性也处于模糊的认知。

因此，我汇总自身的临床经验完成了本书，希望能让更多的人了解正确的便秘知识。从培养排便力的治疗方法到日常生活的建议，尽量以浅显易懂的方式说明。

无论是可能产生泻药依赖性的轻微便秘者，还是便秘症状不严重但肠道功能减退的肠蠕动减弱患者，只要通过本书介绍的疗程就能培养排便力，让肠道恢复健康，从此不再便秘。

不过，我个人对于泻药依赖性的治疗也尚处于摸索阶段，所以对重症患者的治疗还有待加强。因此，只能分享我目前所知的方法，若有不足之处还请各位读者谅解。我常觉得便秘与泻药依赖性的治疗，如同指挥交响乐（必须结合多种要素，配合各种治疗）。

便秘症状越严重，就越不易治愈。可是通过培养排便力获得的健康肠道与身体，是用什么都换不来的。希望本书能加深您对便秘治疗的了解，接受治疗时更能专注投入。虽然得花一段时间，但请相信，一定能获得排便力。信心可以创造出好结果。

松生诊所院长　松生恒夫

目 录

CONTENTS

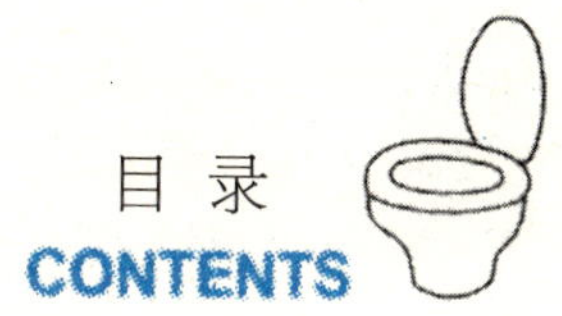

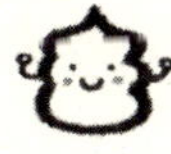

培养“排便力”，有益健康

肠道功能减退导致排便力下降__003

不要滥用泻药__003

肠蠕动减弱者增加__005

理想的大肠__007

肠道是排出废物、维持生命活动的重要器官__007

结肠、直肠、肛门的协力作用__009

肠道有独立的中枢__012

专栏一 从粪便性状自检大肠的功能

专栏二 紧张与初级中枢

日益增加的重症便秘——泻药依赖性

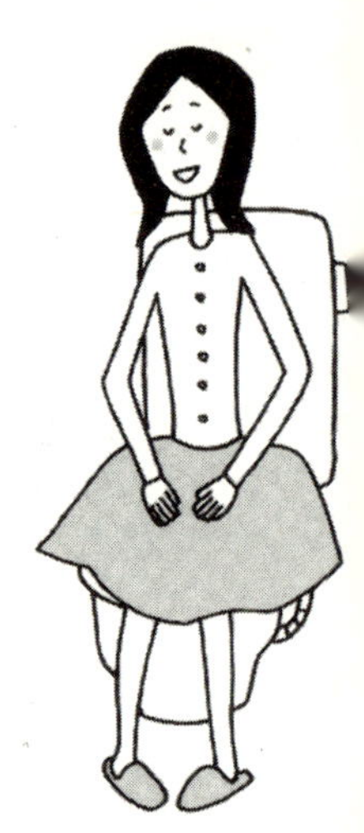

防微杜渐，预防便秘__021

惊人的便秘发病率__021

女性容易便秘的原因__023

近半数老年人曾服用过泻药__024

便秘是不可忽视的疾病__024

便秘是肠道环境恶化的警报__027

各种原因叠加，导致便秘恶化__030

便秘程度自检__030

便秘恶化的原因__033

警惕无便意便秘__041

产生泻药依赖性的人增多__045

滥用泻药__045

预防泻药依赖性__046

泻药依赖性__048

产生泻药依赖性的人增加__050

泻药的种类__053

泻药的不良反应__057

正确使用泻药很重要__060

治疗便秘的中药方剂__063

培养排便力的生活习惯

轻微便秘可以自愈__069

改善饮食是提高排便力的第一步__069

肠道食疗必需的7种食物及营养素__071

1周便秘家庭疗法——肠内重整计划__076

调整功能紊乱的肠道__076

【第1天】服用泻药排净粪便__079

【第2天至第7天】让干净的肠道变成健康的肠道__082

肠内调整计划结束后，继续实行肠内清洁维持法__098

专栏三　肠道宜忌食物

用糙米和橄榄油配制的9种食谱提高排便力__101

提高排便力的运动与按摩__105

增强食疗效果，减少泻药用量__105

【按摩疗法1】促进排气的肠道按摩__106

【按摩疗法2】暖和身体，增强肠道功能的盆浴肠道按摩__108

【运动疗法1】增强肠道功能的竞走__110

【运动疗法2】让排便顺畅的仰卧起上体锻炼__113

摆脱泻药依赖性和泻药减量计划

断绝泻药的恶性循环__117

完全丧失排便力的状态__117

确切了解便秘的原因__118

3种药物配伍使用，使便意恢复__120

重获便意的药物__120

恢复排便力的三大关键__125

摆脱泻药依赖性的泻药减量计划【轻度篇】__130

轻度者可在家进行治疗__130

泻药减量计划的事前准备__131

不进行节食减肥法__134

在家进行泻药减量计划的六大步骤__139

恢复便意后的控制法__145

在家进行泻药减量计划的重点__147

病例1 在家进行泻药依赖性治疗的26岁女性__149

摆脱泻药依赖性的泻药减量计划【中度篇】__151

中度以上的泻药依赖性患者的治疗重点是药物疗法__151

不能减少泻药，追加中药方剂__153

摆脱泻药依赖性的泻药减量计划【重度篇】__155

伴有心理问题的重度依赖性患者__155
无进食障碍者的治疗方法__158
伴有进食障碍者的治疗方法__159

病例2　每天服用70粒泻药的35岁女性

专栏四　过度使用咖啡灌肠的危险性

补充　有关便秘门诊

什么是便秘门诊__169
怎么看便秘门诊__171
除了问诊还需要进行各种检查，确诊有无潜藏的疾病__172
做一次大肠内镜检查__172
大肠内镜检查并不痛苦__175
确诊无疾病后开始便秘治疗__176

结语　培养“排便力”，拥有快乐的人生

第 1 章

培养“排便力”，有益健康

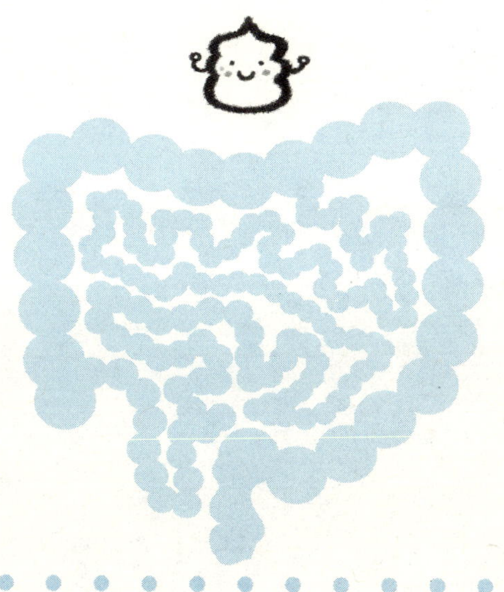

肠道功能减退导致排便力下降

不要滥用泻药

现为粉领族的A小姐自从学生时代开始独自在外生活后，就有便秘症状。更令她烦恼的是，每次一便秘，脸上就会长出粉刺。

起初她听说吃红薯或纳豆可以帮助改善便秘，于是努力摄取这类食物。后来在朋友的推荐下尝试服用泻药，很轻松地解决了排便不顺的问题。此后，每当出现便秘的情况，A小姐就会转而求助“方便”的泻药。

服用药物后顺利排便，会使人产生“身体的毒素也统统排出”的错觉。然而，这并不表示A小姐的身体状况是健康的。因为她还是常在餐后出现肠胃不适的情况，也常有胀气现象，粉刺等肌肤问题也未得到彻底

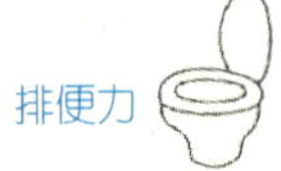

改善。

像A小姐一样，认为“只要服药就能排出宿便”的人其实不在少数。当然，患有肠道疾病的人，若非本身对医学知识有兴趣，无法正确了解“肠道与便秘之间的关系”，而且许多医生也同样不太了解。关于这点，后文将会有更详尽的讲述。

我们所摄取的食物通过肠道形成粪便后由肛门排出体外。肠道的作用与大脑密切相关，使体内的粪便得以顺利排出。因为这是极为细致的过程，若是借助药物或灌肠等强迫大肠产生作用，久而久之身体便无法自行排便。这就是排便力减退的原因。

更甚者会影响大肠、胃及食管的作用，使排便力减退更严重。到时不光是便秘，还可能会出现其他病变。即便服用泻药后可以顺利排便，吃东西也会变得食不知味，餐后出现腹胀感、胀气等因消化器官功能受损而引起的其他问题。因此，因排便力减退而被便秘所困的人，更应该进一步了解大肠的功能和作用。

拥有排便力的人，大肠功能良好，不但保持大便顺畅，还能有效排出体内的有害物质，身体非常健康。除了不会有肌肤问题，肠道内也因为有许多乳酸杆菌等有益菌，对抗疾病的免疫力较强，癌症的发病率也较低。

肠蠕动减弱者增加

结肠与大脑及体内其他器官联合，产生吸收、排泄的作用。其中，最重要的是将粪便送至直肠的肠蠕动。若肠蠕动不顺畅，吸收、排泄就会无法顺利进行。

假如体内长期滞留必须排出的老废物质，会使肌肤长出粉刺或变得粗糙，出现下腹胀或疼痛等。

近几年来，排便力减退的人有增无减，是因胃肠道的蠕动有问题，肠道功能减退所致。然而，这并非只发生在便秘者身上，据我多年来的门诊经验，不少患者都表示“几乎每天都会排便，却还是会有腹胀的感觉”，这可能就是肠道功能减退的现象。

之前，我所工作的松岛诊所（日本神奈川县），曾对排便状况正常者与慢性便秘者的自觉症状进行调查。

对排便正常者及惯性便秘者各500名进行抽样调查，询问有无自觉症状。结果，“排便正常者”中就有61.5%的人表示，他们有腹胀症状。

因此，我将这类情况称为“肠蠕动减弱”，也就是没

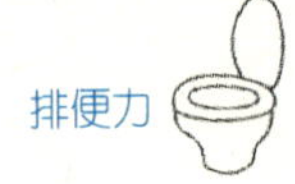

有便秘，但排便力减退。通过内镜观察，他们的肠道并不像健康的肠道一样规律地收缩，而是蠕动得很慢或几乎不蠕动。一旦发生肠蠕动减弱，不仅腹部会出现不适，胃功能也会受到影响，甚至出现反流性食管炎。

导致肠蠕动减弱的具体原因有：1日2餐（节食）、瘦身、食物纤维摄取不足、运动不足、紧张等。特别是节食的瘦身者，由于进食量少，摄取的食物纤维随之不足，使肠蠕动变慢的情况更为严重。

肠蠕动减弱拖得越久，罹患大肠癌的风险也就越高。

癌症已是日本死亡原因的首位，而大肠癌更是近年来上升率最高的癌症。据日本厚生劳动省于2003年按性别及年龄所进行的癌症发生部位死亡率调查（计10万人）显示，女性死于大肠癌的人数高居第一，男性则是第四。由此可知，大肠癌已成为癌症死因中的第一名。换言之，培养排便力就是预防大肠癌的第一步。

理想的大肠 

肠道是排出废物、维持生命活动的重要器官

理想的大肠要将体内废物全部排出，降低罹患大肠癌的风险。拥有理想的大肠自然可以过着和便秘、泻药绝缘的生活。

不过，理想的大肠究竟是怎么一回事呢？接下来的内容可让各位进一步了解大肠的作用，或许有些复杂，但请耐心读下去。

人体内的消化器官中，与便秘有最直接关联的就是“大肠”。大肠是由盲肠、结肠（包括升结肠、横结肠、降结肠、乙状结肠）及连接肛门的直肠组成。

排便可将体内七成以上的废物排出。就排毒方面来看，大肠的确很重要，可以说是维持生命的重要器官。

肠的构造与消化、吸收、排泄的过程

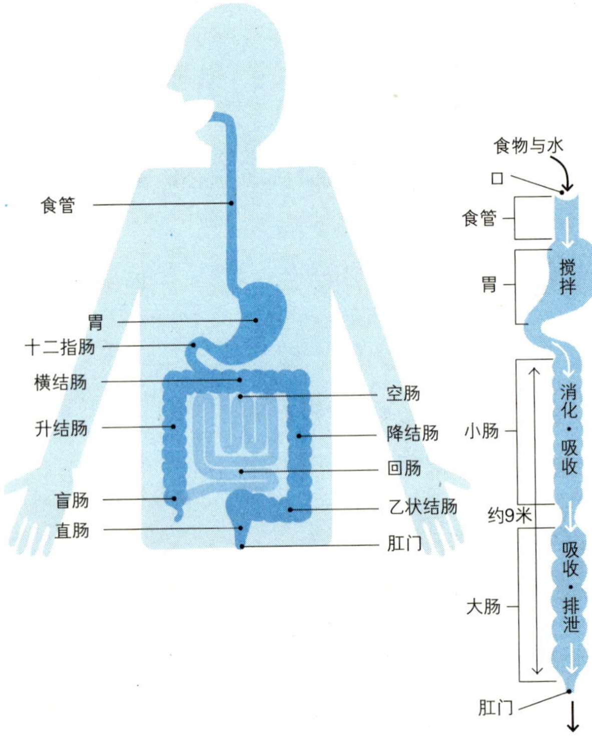

食管
胃
十二指肠
横结肠
升结肠
盲肠
直肠
空肠
降结肠
回肠
乙状结肠
肛门

食物与水
口
食管
胃
搅拌
小肠
消化·吸收
约9米
大肠
吸收·排泄
肛门

结肠、直肠、肛门的协力作用

通常，我们吃下的食物会被胃、十二指肠、肝脏、胆囊、胰腺、小肠等分泌的消化液消化，并由小肠吸收所有养分，再在大肠内吸收残留的水分，这些含有水分、非必需养分的残渣会形成固态的粪便被输送、贮留在乙状结肠内。

为了排出贮留的粪便，结肠蠕动将粪便送至直肠，再通过肛门括约肌的作用力将其排出体外。如上所述，顺利进行排便，就是“理想的大肠”。接下来，让我们一起了解肠道间的协力作用吧！

第1阶段：“胃—结肠反射”

整个结肠，尤其是降结肠至乙状结肠这一段肠道的强烈收缩运动，就称为“胃—结肠反射”。而早餐后发生的胃-结肠反射，又称为“集团蠕动”。

一天内会发生3～4次的“胃—结肠反射”，只要摄入了食物与水分就会发生。此外，抽烟、步行也被视为诱发因素。特别早上起床后更容易发生，这也是吃过早餐后会想上厕所的原因。

一旦发生“胃—结肠反射”，结肠内滞留的粪便就会

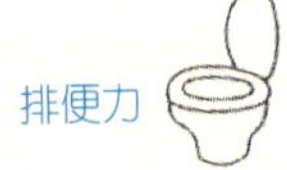

输送到直肠内。由于粪便进入直肠，使得直肠扩张，刺激直肠壁内的肠神经丛。于是，直肠便出现了反射性的收缩运动（直肠反射）。同时，移动的粪便也会通过骨盆内脏神经等知觉神经将冲动上传到脑中枢，引起便意。“胃—结肠反射”与胃、小肠、结肠、直肠等周围约1亿个肠神经密切相关，这个神经细胞的聚集体称为初级中枢。后文将会有详细说明。

第2阶段：粪便的移动

大脑接收到指令，产生便意后，腹肌、膈肌收缩，使腹腔内的粪便加速向直肠移动。因为直肠收缩以及肛门周围的肛提收缩，将粪便推向肛门。

第3阶段：排便

推至肛门的粪便借助肛门括约肌松弛被排出体外。

便意的产生

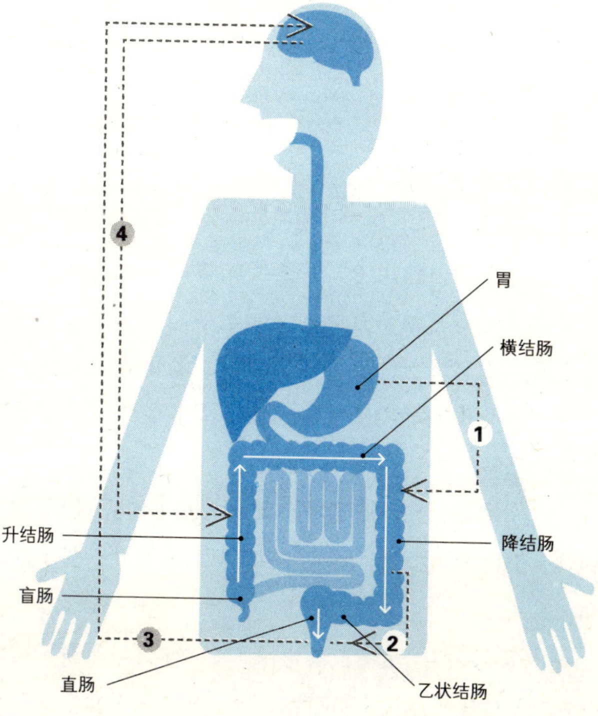

胃
横结肠
1
4
升结肠
降结肠
盲肠
3
2
直肠
乙状结肠

①食物进入胃内，胃壁伸缩使结肠开始反射性蠕动（胃—结肠反射）。

②粪便输到直肠后，刺激直肠肠壁，产生便意（直肠反射）。

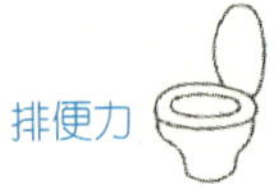

③直肠发出信号，通过脊髓传达至大脑，下达排便的指令。

④大脑接收信号后，根据当下的状况选择要“忍耐（不排便）”或“用力（排便）”。若选择“用力（排便）”，就会下达排泄指令，使腹肌开始收缩，产生腹压使直肠收缩、排便。

肠道有独立的中枢

肠道的协力作用中，以大肠的蠕动最为重要。不光是让食物从胃移动至直肠的必要运动，还会产生便意，分析食物内容，分泌促使体内分解、消化的必要酶（体内产生催化作用的物质）与激素（调节体内组织及器官活动的物质）。

这个蠕动运动与肠道（小肠、大肠）内约1亿个神经细胞有着密切的关联。肠道神经细胞又称为“初级中枢”而引人关注。

“初级中枢”是由美国哥伦比亚大学医学系解剖与细胞生物学的葛松教授（Michael D. Gershon）命名的。他研究得出，肠道内有着不受大脑与脊髓指挥、能使内脏器官运动的神经细胞。也因为这项发现，让后人认识到“初级中枢”的存在。

不过，“初级中枢”具体说来又是怎么一回事呢？

肠道（小肠、大肠）和大脑一样有着神经与内分泌系统。肠道有约1亿个神经细胞，比拥有约150亿个神经细胞的大脑要少。肠道的神经细胞数量仅次于大脑。

因此，肠道神经细胞又被称为“初级中枢”。

初级中枢的神经传导物质中，起主要作用的是5-羟色胺。一般提到5-羟色胺，就会联想到抗抑郁药等精神疾病的药物，但这里指的只是脑内物质的5-羟色胺。

存在于肠内的5-羟色胺与消化道的运动有着密切的关系。

这是很精密的机制，当粪便通过肠道时，肠道肌肉的神经会受到刺激。再通过5-羟色胺传达指令，使靠近肠道口的肌肉收缩，并松弛肛门括约肌。这一联动就是蠕动，因此，可以说肠道有独立的中枢。

此外，肠道与大脑之间被近2000条神经纤维联系着。拥有独立神经系统的肠道，一方面具有独立的复杂功能，一方面与大脑联系。肠蠕动将粪便输送至直肠，使我们产生便意，这就是接收到粪便的直肠上传给大脑的信号。

而多数便秘患者之所以会产生焦虑、紧张症状，也许就是肠道的异常上传至大脑引起的。换言之，若大脑的指令会传达至肠道，大脑也会接收到肠道传达的感受。

只要所有的协力作用顺利进行，自然可以正常排便。

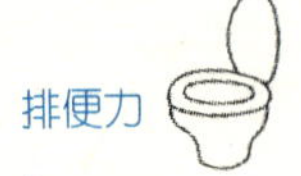

相信各位应该听说过“让肠道健康就是身体健康”的秘诀。拥有排便力就能正常排便，为身心带来益处。

发现有便秘情况，不要依赖药物，只有进行根本治疗才能提高排便力，拥有“理想的大肠”。培养排便力就可减少患病的风险，过着健康的生活。

专栏一

从粪便性状自检大肠的功能

你曾经仔细观察过自己的粪便吗？根据粪便的性状、排便次数来判断是否拥有“理想的大肠”。

虽然目前对便秘、腹泻的定义尚不明确，但是仍然可当做一项指标。

排便次数		说　明
	①每天5次以上 ②每天3次（每餐后） ③每天1～3次 ④2天1次 ⑤2～3天1次 ⑥1周1～2次 ⑦1周1次或没有排便	①腹泻 ②～⑤正常 ⑥～⑦便秘

粪便颜色		
	①黄色 ②黄褐色 ③红色 ④黑色	①～②正常 ③肛门、大肠（特别是直肠至乙状结肠）有出血的可能 ④上消化道（食道、胃、十二指肠）有出血的可能

粪便状态		
	①像兔屎样干硬（排便困难） ②由硬便组成的条状便（块状便） ③表面出现裂痕的条状便 ④平滑的软条状便或蛇状便 ⑤小块的软便（排便容易） ⑥松散无固定形状（泥状便） ⑦无固态物的液体状（水便）	→①~②便秘倾向 ③~⑤正常 ⑥~⑦腹泻倾向

专栏二

紧张与初级中枢

相信不少人都曾因为紧张而导致肠胃不适或便秘。

自古以来，有许多与紧张有关的肠胃异常的表现，如"相思欲断肠"、"一肚子火"等。由此可知，就算是在医疗技术不发达的时候，前人就已明白肠道与紧张有着密不可分的关系。而早在世称医学之祖的希波克拉底的时代（公元前5世纪至公元前4世纪）就已出现了"情绪变化会影响身心健康"的记载。

19世纪至20世纪初，开始针对大脑对肠胃功能的影响展开积极的研究。其中，最著名的便是生理学家巴甫洛夫提出的"条件反射"理论。他通过实验观察到，狗只要听到饲养员发出的铃声，就会分泌唾液。之后，美国哥伦比亚大学的葛松教授更进一步提出

“第二大脑”的概念（请参阅第012页）。

近来，也有人提出紧张通过自主神经（与意志无关，控制内脏功能的神经）影响肠功能。接下来的说明或许会有点深，各位不妨当成参考资料。

根据研究显示，紧张会影响大脑中与情绪有关的网络。大脑大概分为两个部分，一个是掌管理性、思考等人类特有的高度智力活动的“新皮质”，另一个则是以动物本能的活动、情绪、记忆为主的“旧皮质”。而紧张主要影响旧皮质，即比较原始的脑皮质。

旧皮质中枢有个情绪调节系统，等同于紧张的神经回路。这个神经回路以神经传导物质去甲肾上腺素及肾上腺素为主，支配全身执行各种激素的调整，并与掌管生命活动的神经内分泌系统相连。

大脑和肠道间由近2000条神经纤维束联系着。如果由于紧张而引起紧张神经回路活动，就会通过这条神经纤维束影响肠道神经系统。也就是说，紧张会传导到肠道。

虽然生活中经常面对各种压力而导致精神紧张，但我们体内有能控制紧张的功能。然而，当紧张慢性累积或过度紧张时，紧张神经回路就会异常，因而出现各种失常的状况。

过度紧张会使大脑产生促肾上腺皮质素，影响大脑中掌管记忆的“海马”，使“海马”出现容量减小等异常。像遭逢意外事故或重大打击的创伤后应激障碍（PTSD）患者，很明显地会有“海马”容量减小的情况。因此，紧张不但会引起神经传导物质的变化，也会改变大脑的构造。

既然连大脑都避免不了紧张带来的影响，所以当我们处于高度紧张，或是每天都在紧张中度过，自然也会影响到肠道或排便。另外，肠道也会通过排便异常、肠绞痛、腹胀等症状对大脑产生影响。当发生肠功能障碍时，这些症状常常会在大脑里留下非常不愉快的记忆。这样的恶性循环将给因便秘而导致的排便力减退带来更深刻、更明显的影响。

第 2 章

日益增加的重症便秘——泻药依赖性

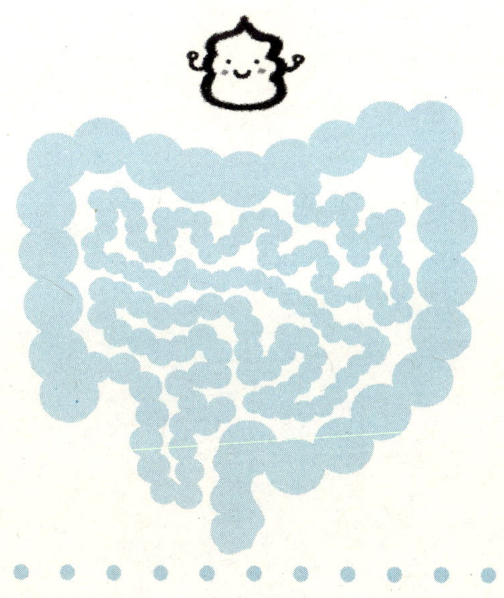

防微杜渐，预防便秘

惊人的便秘发病率

让排便力减弱的主要原因其实正是便秘。因此，先在此说明关于便秘的现状与成因。

相信受便秘所困的人应该不少。据日本的国民调查，1000人中认为自己有便秘问题的女性为46.7人、男性为18.6人。若将此数据以日本全国人口去换算，约为500万人。然而，并非每位受访者都会据实相告，故实际人数应该比500万还要多。

日本可果美公司在2007年以20～59岁的女性为对象，进行了“现代女性肠内环境的问卷调查（共计调查412名女性）”，其中就属“便秘”最令女性头痛。由此可知，无论哪个时代，便秘都是严重的问题。

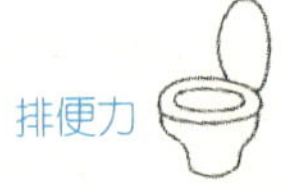

有便秘困扰的女性非常多

Q：有便秘的困扰吗？

严重到必须就医或使用药物2.7%
经常便秘12.4%
不经常便秘32.5%
完全没有22.1%
偶尔便秘30.3%

Q：排便的次数？

7天以上少于1次0.7%
4～6天1次8.5%
1天2次以上11.9%
1天1次49.3%
2～3天1次29.6%

（资料来源：日本可果美股份有限公司“现代女性肠内环境的问卷调查”，受访者412人）

从图表看来，“每天无法自然排便一次的女性”竟多达38.8%，而且2～3天才排便1次的人也不在少数。

然而，提到排便情况，不是所有人都是自然排便，其中不少人都是靠药物（如泻药）来协助排便的。

女性容易便秘的原因

从性别来看，男性似乎不像女性容易有便秘问题。女性之所以容易便秘，主要是生理方面原因，许多女性每到生理期就会发生便秘的情况。

这是因为女性体内激素中的促黄体素在排卵至月经期间会大量分泌，降低肠道的平滑肌的紧张度，肠道的蠕动就会受到抑制，使粪便中的水分过度吸收。因此，一旦促黄体素分泌旺盛，粪便也会变干硬而发生便秘。

此外，排便时必须用到的腹肌与膈肌的肌力太弱，也被视为导致女性便秘的原因之一。而且多数女性都不习惯在外如厕，觉得在自己家以外的地方“嗯嗯”是件很不好意思的事，因而强忍不去厕所。

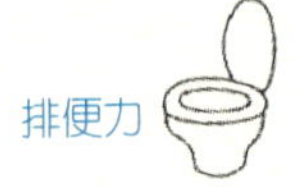

近半数老年人曾服用过泻药

令人意外的是，便秘者中老年人也占了不少。根据日本国民调查的结果，便秘者中发病率高的为20～39岁的女性和60岁以上的男女。

60岁以上的便秘者增加的主因之一为：老化现象导致肠道肌肉衰弱。年过70岁，肠道肌肉的弹性就会降低至年轻时的75%左右。也有报告指出，近半数70岁以上的患者曾服用过泻药。随着老年化社会的演进，老年人便秘的情况恐怕只会有增无减。

此外，近年来除了老年人，受饮食西化及偏食的影响，越来越多的儿童出现了排便力减退、便秘的情况。

便秘是不可忽视的疾病

便秘分为由癌症、息肉等病变所引发的器质性便秘和肠道功能下降引起的慢性便秘。本书将慢性便秘改称为医学上常用的习惯性便秘。

一般又将习惯性便秘分为以下3种：

一、直肠便秘

粪便已达直肠，却毫无便意。

二、弛缓性便秘

大肠整体的运动功能下降。其特征为“腹胀，但无法排便”。

三、痉挛性便秘

因紧张使结肠肌张力过高而引起便秘。其特征是交替出现便秘与腹泻。

除了上述3种之外，近年来还有因瘦身风潮兴起而导致进食量过少，形成粪便少而发生便秘。

虽然受慢性便秘之苦的人不在少数，但医生认为，一般而言并不会造成太严重的病变。也许应该说，慢性便秘不被视为一种疾病。

不过，我常年目睹患者因便秘所承受的痛苦，慢性便秘明显就是疾病。排便是为了排出体内不需要的废物，是人类与生俱来的功能。废物滞留在体内，当然会引起身体各方面的异常。

肠道毒素会形成一种名为“丙酮臭”的体臭。多数便秘者常被体臭所困扰。排不出的粪便除了会引起恼人的体臭外，也会使肌肤状况变差。

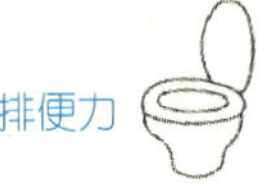

一般便秘的分类

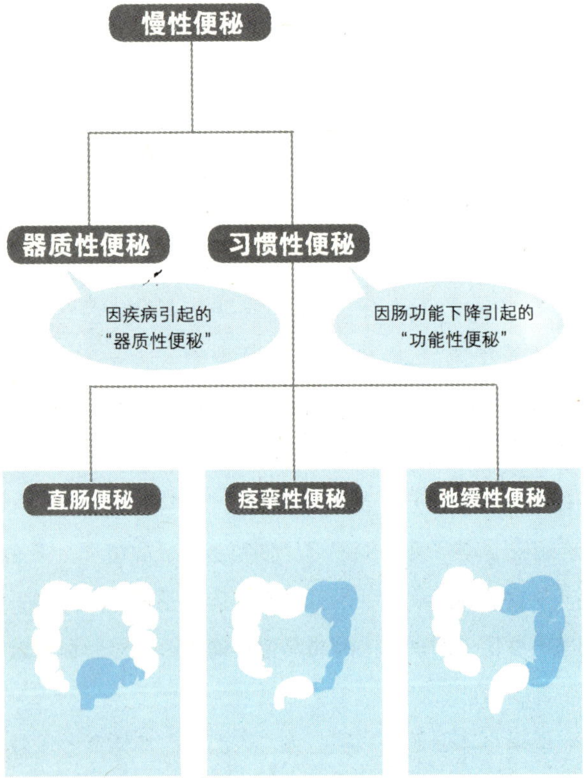

慢性便秘

器质性便秘

习惯性便秘

因疾病引起的
“器质性便秘”

因肠功能下降引起的
“功能性便秘”

直肠便秘

痉挛性便秘

弛缓性便秘

另外，虽然目前仍未有明确的资料证实，可是许多便秘者都有寒症的问题。从中医的角度来看，寒症也是导致肩酸痛、腰痛、月经不调或不孕的原因，因此不能轻视。

近年来，认为便秘也与大肠癌有关。

大肠癌是近年来发病率激增的癌症。过去大肠癌常被认定是好发于欧美的癌症，在日本几乎很少听到有人罹患大肠癌。然而近几年发病率增加的主因是，饮食西化使得摄取的脂肪过多、食物纤维变少。高脂肪的饮食容易引发便秘，且粪便中的致癌物质大幅度提高了罹患大肠癌的风险。70%的大肠癌发生部位是在粪便滞留的直肠或乙状结肠，因此真的不能轻视便秘的严重性。

为了根除便秘，除了不滥用泻药外，同时还要进行正确的治疗，以及改变不良的饮食习惯与生活方式。若是重度便秘者，尽早去专业医院就诊。

便秘是肠道环境恶化的警报

就算明白便秘是怎么一回事，也不能抱着“反正只是便秘”的心态。

因为，便秘是肠道环境恶化的警报。肠道环境恶化，

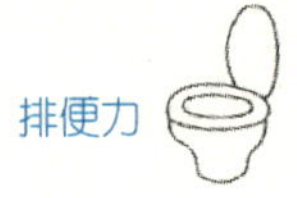

就会引起便秘、腹泻等排便异常的症状。肠道具有分解、排泄有害物质或致癌物质的作用，所以当肠道环境受到破坏时，就会提高致癌的风险。

栖身于胃、小肠及大肠内的300种、多达10^8个肠内细菌协同合作调节肠道环境。

肠内细菌非常特殊，可抵抗任何消化器官分泌的消化液（如胃酸、胆汁等），在严酷的环境中持续存活。肠内细菌非但不受消化液影响，还会把我们摄取的食物或肠道的分泌液作为养分。

肠内细菌附着在消化管壁上，防止入侵的病原菌或有害菌增生，增强身体的抵抗力。肠内细菌产生的酸，会使肠道环境维持弱酸性，避免病原菌滋生。

说到便秘与肠内细菌的关联，最重要的就是蠕动的活性化。

肠内细菌分为对身体有益的“有益菌”与对身体有害的“有害菌”。而理想的肠道环境必须有大量的有益菌。

不过，便秘者的肠道环境以有害菌居多。有害菌增多，肠道蠕动就会变慢，导致排便困难。

当肠内有害菌增多，名为吲哚或粪臭素（skatole）的有害物质也会增多。这也是便秘者会排出很臭的气体（屁）以及粪便的原因。反之，大量摄取食物纤维、排便通顺的人，肠内就有很多有益菌，吲哚或粪臭素自然就会减少。

肠道内有益菌与有害菌的大对抗

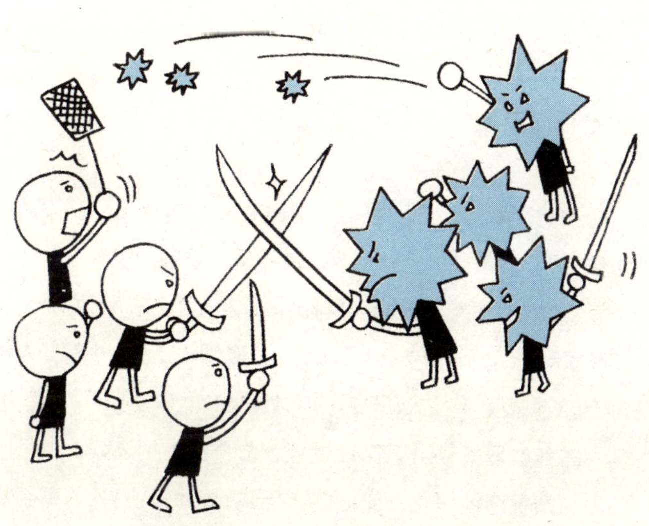

有益菌处于优势是理想的肠道环境，便秘者的肠道内却是有害菌占优势。

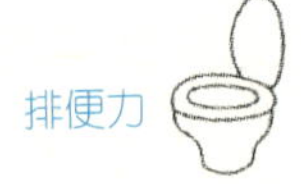

各种原因叠加，导致便秘恶化

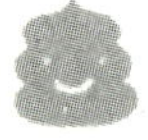

便秘程度自检

如前文所述，便秘没有所谓的定义。基本上，2～3天排便1次，且无自觉症状的人，就不算是便秘。

然而，有些人虽然会定期排便，却常有腹胀感。我称之为“肠蠕动减弱”（请参阅第005页）。肠蠕动减弱者中有些人每天都会排便，有些人却是2～3天才排便1次。

若能在肠蠕动减弱阶段慢慢恢复排便力倒还好，但只怕便秘情况继续恶化，变成4～6天或1周才排便1次，甚至过了一两周都不排便。虽然恶化情况因人而异，但排便力确实减弱了，便秘也变得更严重。阅读本书的读者，或多或少都有便秘的问题，请参考下页的检测表，了解自己的便秘程度。

便秘程度检测问卷

问题	检测栏
[1] 如果不服用泻药，3～4天排便1次	□
[2] 排出的粪便很硬	□
[3] 不排便的话，有腹胀症状	□
[4] 平常很少运动、走路	□
[5] 每天只吃1～2餐	□
[6] 有便意却常常抑制便意	□
[7] 服用泻药未超过1年	□
[8] 几乎无自然的便意	□
[9] 不服用泻药就无法排便	□
[10] 每周服用1次泻药帮助排便	□
[11] 服用泻药超过1年但未满5年	□
[12] 排气（屁）比以往臭	□
[13] 每天服用泻药	□
[14] 服用泻药时，剂量比一般用量多（不持续服用时也是如此）	□
[15] 服用泻药时，剂量比一般用量多2倍以上	□
[16] 体重比过去最高纪录减少10千克以上	□
[17] 持续服用泻药已超过5年	□

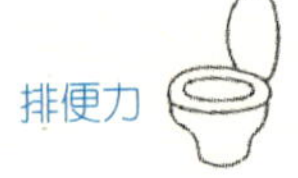

［便秘程度的诊断］

●符合问题①～⑥中的任一个（或多个）→轻度（肠蠕动减弱）

不一定每天，但是会定期排便，却仍有腹胀感，就是肠蠕动减弱的状态。并非严重便秘，不需要依赖泻药，不过持续下去可能恶化。只要改变饮食和生活习惯，就能获得改善。

●符合问题⑦～⑩中的任一个（或多个）→中度

到了这种程度想自然排便已变得很困难，所以只好服用泻药。这类人大部分会利用假日服药，使滞留在体内的宿便一次排出。这样下去，数年内恐将对泻药成瘾，还会出现不良反应。

●符合问题⑪～⑭中的任一个（或多个）→重度

已完全丧失自然的便意。若听之任之，一二周也无法排便。这类人已经不能不服用泻药了。到了这个程度想恢复原有的排便力，需要很长的时间与耐心。不过只要依照第3章介绍的“改变生活习惯”及第4章的“摆脱泻药大作战”，仍有机会恢复。

●符合问题⑮～⑰中的任一个（或多个）→极重度

处于丧失排便力的状态。已经因便秘或因此产生的症状就医，极有可能已患结肠黑色素沉着病（请参阅第058页）。

建议参考第4章的“戒断泻药大作战”，并遵循医生的指导，接受泻药减量治疗。即便需要花上半年至一年的时间，只要持之以恒接受治疗，就一定会有疗效。

便秘恶化的原因

没有人生来就会便秘。就算发生便秘，早期应该是轻度便秘。究竟是什么原因导致顽固性便秘呢？接下来，将介绍各种使便秘恶化的原因。

◆抑制便意

一位女性任职于位于公寓内的私人事务所。因为同事全都是男性，加上厕所的空间狭小，使她每次上厕所都小心翼翼，害怕发出声音，所以她开始在公司强忍不去厕所，结果导致重度便秘。

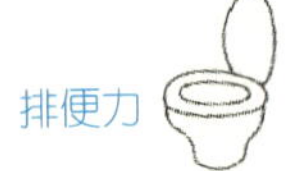

此外，有时早上起得晚，来不及上厕所，或工作时感觉到便意，也以“现在很忙”为由不及时解大便。殊不知，抑制便意的行为成了便秘恶化的导火索。如果抑制便意，会让直肠与肛门的功能减退。时间一久，就算粪便推进至直肠，也不会有便意，当然就不会想排便。

◆年老体衰

随着年龄增加，无论男女肠道运动都会下降，排便力也同时衰弱。

有份研究报告用X线检查老年人的肠道，了解粪便推进的时间，结果发现粪便在容易滞留的乙状结肠或直肠内停留的时间最久。

另外，大肠壁的黏膜和肌肉层也会因年龄的增加逐渐萎缩。大肠壁的弹性到了30岁时就会开始衰退，尤其是与排便密切有关的直肠与降结肠，弹性都会有减弱的倾向（请参照第035页图表）。

此外，另一项研究也指出，存在于小肠肌层间神经丛的神经细胞密度，老年人比年轻人低了34%。以此类推，大肠的神经细胞应该也是如此。因此神经细胞的减少，也是排便力衰退的原因之一。

随着年龄增长逐渐衰退的肠道

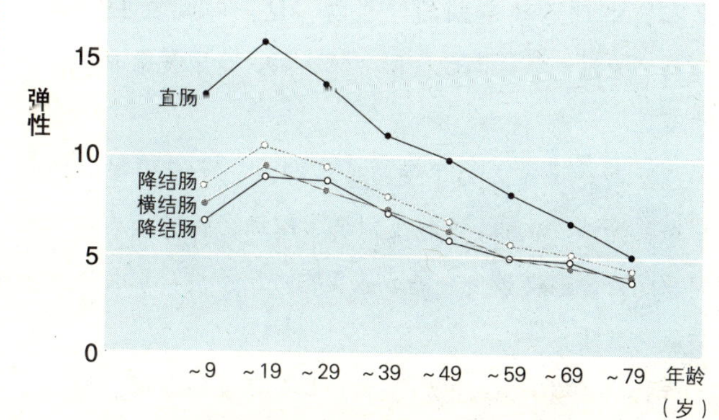

人类肠道壁各部分的强度与年龄的关系

上图是对直肠、降结肠、横结肠、升结肠施压，检测弹性的调查结果。只要过了29岁，肠道的弹性会逐渐衰退。

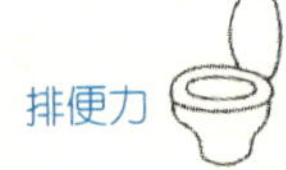

◆**饮食不均衡**

肠道有个特性，即排便常发生于进食之后。而当食物进入胃后，大脑接收到这个信号，就会下达将食糜推进至肠道的指示（胃—结肠反射）。

因此，摄入食物是使肠道蠕动的重要行为。每天早上是肠胃蠕动运动最剧烈的时候，这段时间发生的蠕动称为“大蠕动”，因此在早上起床后，吃早餐是非常重要的事。

然而，许多人为了瘦身或没时间，不吃早餐。如此一来就无法产生胃–结肠反射与大蠕动，肠道运动自然减弱。此外，进食量少，摄取的食物纤维不足，也会导致肠道运动减弱。

时下，越来越多20～39岁的年轻人不吃早餐。根据日本的调查发现，20～39岁的人群中，近三成每天只吃两餐（不吃早餐）。不均衡的饮食习惯或许就是导致多数年轻女性便秘的原因。

◆**生活不规律**

如果生活作息无常，排便当然也会变得不顺畅。健康的肠道1分钟蠕动4～5次，即使进入睡眠状态，体内仍会分泌名为“促胃动素”（motilin）的激素，让肠道持续运动。肠道自动将粪便送往肛门的功能，则与自主神经密切有关。

自主神经分为交感神经及副交感神经，当两者处于平衡状态时，身体就会很健康。可是因为熬夜打乱了生活作息，或是外出旅行使情绪亢奋，都会让交感神经处于兴奋状态，干扰自主神经的作用，使肠道运动减弱，排便力下降。

举例来说，交感神经受到刺激，体内会分泌肾上腺素、去甲肾上腺素，使肠胃的功能受到阻碍。如果分泌过多，就会抑制肠道的蠕动。

◆过度紧张

许多人曾有以下体验：外出旅行时会出现短暂便秘的情况。这是因为生活规律和生活环境改变，产生紧张情绪。我把这种情况称为“肠应激障碍”。

肠应激障碍导致，自主神经中的交感神经处于兴奋状态，使肠道运动受到抑制，引起便秘。此外，人际关系或工作上的压力，都会引起精神紧张，使肠道运动减弱。

◆运动过少

因病或受伤而长期卧床的人一般都有便秘的体验。然

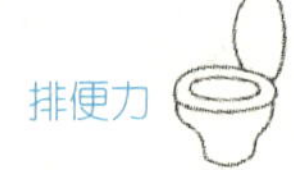

而，一旦开始运动，便秘的症状就会得到改善。因此，运动不足也是导致肠蠕动以及与排便相关的肌肉功能、弹性减退的原因。

◆腹腔手术后

进行腹腔手术后，肠蠕动的功能会出现急剧下降的情况。这是因为手术的伤口愈合时，附近的内脏器官与手术部位会产生黏合。在医学术语上这称为粘连。最常出现粘连的部位就是肠道与腹壁。如果情况持续恶化，食物残渣会无法顺利通过肠道，因而导致便秘，最后甚至会演变成完全进不了肠道的肠梗阻。

◆经前期综合征

近八成的女性每逢月经来临前，就会出现焦躁、情绪低落、身体不适等症状。自排卵期至月经开始前出现生理、心理不适的情况，就称为经前期综合征。便秘是经前期综合征的症状之一，经前综合征也是多数年轻女性的便秘原因。

如前文所述，自排卵期至月经前的这段时间，促黄体素的分泌会变旺盛，而使肠道平滑肌的刺激感受性降低，进而抑制大肠的蠕动，导致粪便干结而便秘。

月经开始后，促黄体素的分泌受到控制，肠道平滑肌恢复运动，肠内的内容物也变软，便秘的情况就会趋于缓和。

◆特定疾病的影响或药物的不良反应

由于范围太广，故暂不详细说明。不过，最常导致便秘的是甲状腺疾病，特别是甲状腺功能减退症。此外，抗抑郁药等药物服用不当，也会引起便秘。

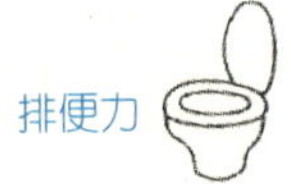

多种原因叠加导致便秘恶化

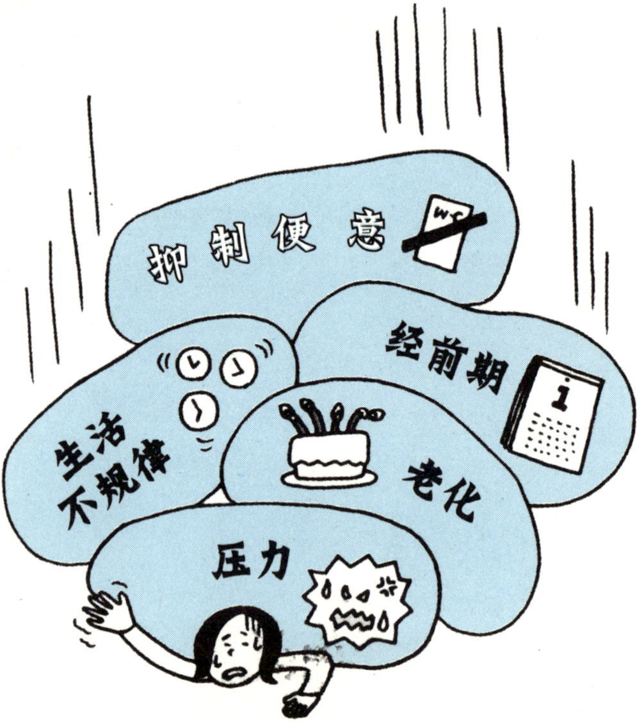

年老体衰、抑制便意、进食量少等都是使便秘恶化的原因，若这些因素在生活中积累，会使便秘恶化。

警惕无便意便秘

导致便秘恶化的原因很多，多数都是日常生活中细小的事，如果长期持续，将使便秘恶化。

被视为重度便秘的危险征兆就是丧失便意。

身体健康的人，当乙状结肠内累积一定量的粪便后，肠内压力会升高，将粪便用力推向直肠。这时，直肠壁因为受刺激而引起直肠反射，同时产生便意，让人想上厕所。

如果因为忙碌经常强忍不去厕所，会使直肠反射受到干扰，虽然粪便已达直肠，仍无便意产生。因为粪便无法送往直肠，就会一直滞留在乙状结肠，最后导致下腹胀而感到非常不适，而且下腹胀也会影响体形。

结果为了顺利排便，只好不断增加泻药的服用次数与剂量，便意越来越难自然产生。服用泻药后出现的便意，是强烈刺激肠道而引起的“腹部不适感”，和原本自然的便意不同。这是泻药引起的“沉胀感”。

我将尚未丧失自然便意的人称为“有便意便秘”，已丧失便意称为“无便意便秘”，分别进行治疗。

轻微便秘或肠蠕动减弱的人，多为仍会感到便意的有便意感便秘。

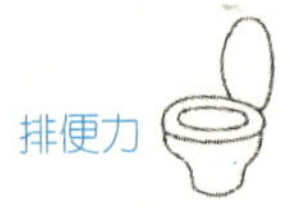

而每周只排便1次，或连续好几天服用泻药的人，大部分是“无便意便秘”。

到目前为止，我所遇到的无便意便秘以老年人及年轻女性居多。基本上，长期受便秘所苦，已经试过许多方法却毫无改善的人，几乎都是“无便意便秘”。

无便意便秘患者不服泻药则不能排便，并出现腹胀、腹痛等症状。

换言之，无便意便秘是因为肠道功能下降，粪便难以排出，而且失去了直肠反射，进而导致便秘。因此必须尽快接受恢复便意的治疗。

为了恢复便意，除了后文将会介绍的生活疗法，还可使用直接对直肠发挥效用的栓剂等药物。

你是“有便意便秘者”，还是“无便意便秘者”？

问题	检测栏
[1] 每天只进食1～2餐	□
[2] 腹部不会发出咕噜咕噜的声音	□
[3] 不常喝水	□
[4] 经常下腹胀	□
[5] 没有便意	□
[6] 不服用泻药就无法排便	□
[7] 每天服用泻药已超过1年	□
[8] 什么都不做的话，完全没有便意	□
[9] 曾使用过甘油灌肠	□
[10] 没有排便时会感到腹胀、胃灼热	□

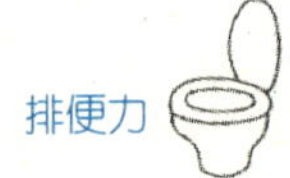

解 答

无符合项目　　有便意便秘

排便力尚未减退，只要利用本章后半部介绍的饮食、运动疗法，就可解决便秘的问题。

除⑤之外有其他符合项目　　有便意便秘

如果便意时有时无，想恢复排便力并不困难。不过，只差一步就会进入无便意便秘，请改善生活状态，避免情况继续恶化。

只有⑤或⑤+（①~④）其中两项　　无便意便秘（轻度）

停止服用蒽醌类泻药，改以镁剂或新Lecicarbon栓剂进行恢复便意的训练。

⑤+其他问题中任三项　　无便意便秘（中度）

剩下的三项若集中在①~④，请尽快改善饮食习惯。如果是集中在⑥~⑩且已感到身体状况不佳，表示已逐渐进入重度便秘。

⑤+其他问题中任五项　　无便意便秘（重度）

应该已是无法不服用泻药的状态。若剩下的五项多集中在⑥~⑩的话，建议最好及早就医。

产生泻药依赖性的人增多

滥用泻药

如果长期便秘，首先就会出现“腹胀、大便硬结”，等症状。

由于便秘，粪便变硬，或食物残渣等内容物滞留在靠近直肠的乙状结肠内，原本1天应该排出2～3升的废气（屁）也就跟着聚积在肠道内排不出来。

2～3升的废气究竟是多少呢？等于在腹中放了4～6个500毫升的矿泉水瓶。没有便秘体验的人或许无法体会，但那种腹胀感很难受。

便秘者为了摆脱痛苦的不适感，只好服用泻药。

如果口服泻药后第二天仍未排便，便秘者会继续服用泻药。为了“一定要让粪便排出来”，服用的剂量就会比

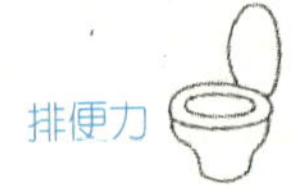

平常多。

时间一久，导致对泻药成瘾，造成对泻药的依赖性。

预防泻药依赖性

通常服用泻药超过1年的人，都会不同程度地产生对泻药的依赖性。为了戒断泻药而上医院就诊的病人也不在少数。

一般常见的泻药中七成以上是含有番泻叶（一种豆科植物的叶子）、大黄（干燥的大黄属根茎）、芦荟等成分的蒽醌类泻药。这类泻药虽然见效快，但不良反应也很大，经常服用往往会使便秘加重。滥用口服泻药，将引起肠壁功能障碍。

最后，导致对泻药成瘾，造成对泻药的依赖性。若是中等程度的对泻药的依赖性（服用量为正常剂量的几倍），不仅会出现腹胀，而且腹内的废气还会压迫到胃，导致无法正常进食。

如果服用的药量增加至每天50～100粒，则已是极严重的对泻药的依赖性。到了这种程度，不是单纯的排便力减退，而是根本无法依靠己力排便。

除了蒽醌类泻药外，泻药还有许多种类，如不易产生不良反应的小肠刺激性泻药，以及增加肠内的内容物、使粪便软化而促进排便的“渗透性泻药”等（请参阅第054页）。

若能针对便秘原因选择正确的泻药，同时配合食疗等生活疗法，便可将药物的不良反应降到最低，即能逐渐自然排便。

不过，为什么还有那么多人会对泻药产生依赖性呢?如前所述，目前市售的泻药大多是蒽醌类泻药，因此不少人在不知不觉中服用了不良反应强的泻药。

还有一个原因则是来自医生方面。其实许多医生对泻药并不十分了解，所以遇到有便秘症状的患者，总是习惯开蒽醌类泻药的处方。

再者，有些根本没有便秘的人却经常滥用泻药，他们的目的都是为了减肥，以为“只要口服泻药，就能让进食的食物在转化成多余的脂肪前排出体外”。这是很大的误解，服用泻药是无法达到减肥效果的，关于这点后文将会有详细说明。因为这种错误的观念而服用泻药，别说不能减肥，严重者甚至会有生命危险。

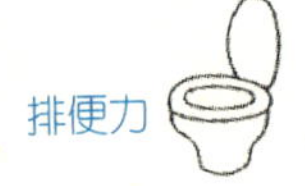

泻药依赖性

接下来，通过下面的检测表确认自己的泻药依赖性程度。特别是经常服用泻药的人，请务必接受这项检测。

泻药依赖性检测表

想知道你对泻药的依赖性程度吗？下表分别列举轻度、中度与重度的主要症状，通过自我检测，看看你符合的项目有几项。其中，项目①和②最为重要，是判断有无泻药依赖性的关键依据。

轻度

问题	检测栏
①连续服用泻药（正常剂量）已超过1年	□
②虽未连续服用，但每次用量比正常剂量略多	□
③不服用泻药就无法排便	□
④平常虽然很少有自然的便意，但还是会有感觉	□

中度

问题	检测栏
①连续服用泻药（正常剂量的2～3倍）已超过1年	□
②每天服用2～3种泻药（皆为正常剂量）	□
③不服用泻药就无法排便，腹胀也会加剧	□
④完全没有自然的便意	□
⑤如果多摄入一些不溶性食物纤维（如糙米、芋类等），就会产生腹胀感，严重时还会有胃灼热的症状	□

重度

问题	检测栏
①连续服用泻药（正常剂量的5～10倍以上）超过1年	□
②每天服用2种以上泻药（皆为正常剂量的2～3倍）	□
③常有强烈的腹胀感	□
④每到下午，腹胀就会加剧，有时还无法将裤子拉链拉上，会出现严重的胃灼热症状，甚至影响进食	□
⑤因为担心排便不顺畅，常会不自觉地多服用泻药	□
⑥完全没有自然的便意	□

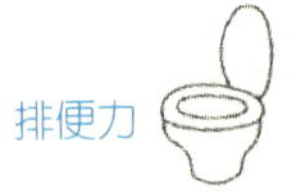

若为轻度的泻药依赖性，只要依照下一章介绍的“肠内调整计划”及饮食疗法，搭配市售的药剂便可获得改善。如果是中度以上的话，在医生的指导下接受治疗，慢慢减药，仍有机会恢复至依靠己力排便的状态。

许多人至今对便秘仍抱着忽视的心态，认为“便秘又不是病”，“便秘只要服用泻药就好了”，这是相当大的误解。

假如你有重症便秘或对泻药产生依赖性，请重视便秘这件事，试着减少泻药的用量，让自己慢慢找回“排便力”。

产生泻药依赖性的人增加

重度对泻药产生依赖性的患者在我的门诊并不少见，而且，大部分都是年轻女性。可是为什么她们会过量服用泻药呢?

让我先举个真实的病例。

现年23岁的B小姐是个普通的上班族。自中学开始练体操的她，为了控制体重，在饮食方面总是特别注意，因为进食量较少，所以从那时起就经常有便秘的症状。

到了高中，已经很难自然排便，习惯在周末服用蒽醌类泻药排便。

其实，她当时的情况还算可以，但是朋友的一句话让B小姐开始对泻药成瘾。那句话就是——“吃泻药可减肥哦！”据B小姐朋友的说法：“吃完东西后马上吃泻药，可以让吃下的食物在变成脂肪前排出体外。这样就算吃得再多也不必担心会变胖了。”

这番话对长期控制饮食的B小姐非常有吸引力。于是她立刻增加了泻药的用量。当时刚好也是B小姐进入大学，停止练体操的时候。运动量减少后，B小姐变得容易发胖，相信“吃泻药可减肥”的她自然变得更加依赖泻药了。

原本服用的剂量都在正常范围内，但为了能尽情吃喝，逐渐增加药量。假如暴食过后的当晚没有服用多一点的泻药，隔天就无法排便。想到“体重可能会因此增加”而不安，所以又多吃了泻药。

其实，泻药根本没有减肥效果。因为我们摄入的食物养分几乎都是被小肠吸收。而且随便服用泻药会干扰结肠调节水分、电解质（血中的盐类）的作用，导致体内缺钾或发生心脏功能异常等而危及生命。此外，也会引起全身或面部的水肿，不但影响美观，也损害健康。

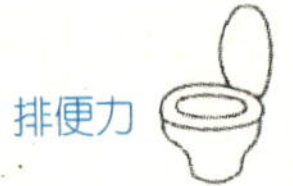

“吃泻药可减肥”是错误的观念

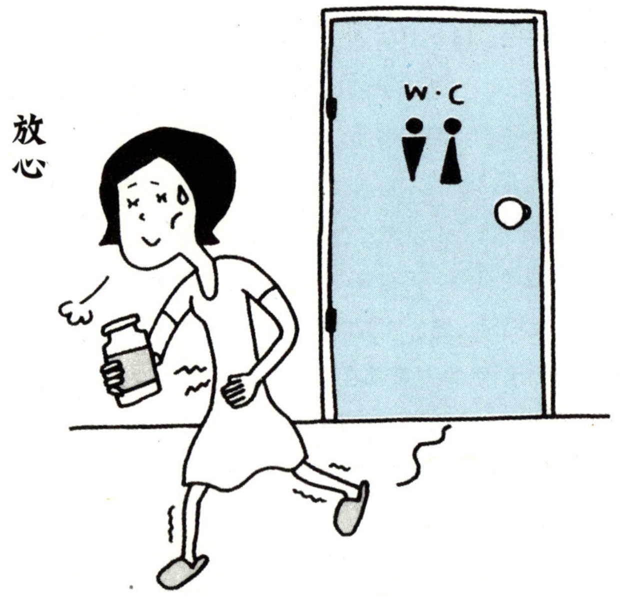

许多女性会为了减肥而滥用泻药。因为吸收养分的是小肠，所以口服泻药不能减肥。

不少像B小姐一样“害怕粪便滞留使体重增加”而成为重度对泻药产生依赖性的人，大多是偏瘦的体型，而且有无法控制食量的进食障碍。其他像“不排便就会腹胀”，“排便量没有增加”，“不排便下腹部就会变得鼓胀”等皆为相同的情况。

或许有人认为B小姐只是特殊病例，不过目前为了减肥而对泻药产生依赖性的人很多。说穿了，这是现代女性的瘦身愿望。许多年轻女性虽然已是标准体重，却仍认为必须减肥。

若不纠正这个错误的观念，相信今后对泻药产生依赖性的人只怕会有增无减。

泻药的种类

便秘危害健康，为了缓解便秘，应用泻药确实有疗效。

不过，泻药不是根治便秘的药物，只是将滞留的粪便应急地排出体外。下面将对泻药进行介绍。

泻药的种类很多，大概可分为“刺激性泻药”和“渗透性泻药”两种。

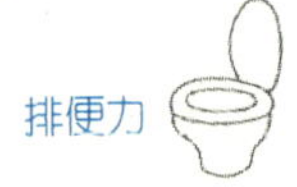

◆刺激性泻药

刺激性泻药刺激肠黏膜，加速肠道蠕动。刺激性泻药又分为结肠刺激性泻药和小肠刺激性泻药。

可产生不良反应的蒽醌类泻药，属于“结肠刺激性泻药”。基本上，像这类刺激结肠蠕动来促进排便的泻药，都含有芦荟、番泻叶、大黄等成分。一般市售的泻药中近七成都是蒽醌类泻药，虽然药效快，但具有不良反应，可作为暂时应急的药品，不可作为常用药物。

而“小肠刺激性泻药”顾名思义就是刺激小肠、促进排便的泻药，作用相当于蓖麻油及橄榄油。因为泻药对小肠不易产生不良反应，是推荐使用的泻药。

◆渗透性泻药

渗透性泻药可软化粪便，增加粪便体积，进而促进排便。其大致可分为增加粪便水分、软化粪便的“盐类泻药”和增加肠内水分、软化粪便的“乳糖类泻药”以及增加粪便体积的“容积性泻药”。

此外，还有灌肠及栓剂等非口服式泻药。灌肠会直接刺激直肠，促进排便。栓剂则会使肠内产生二氧化碳气体，促进肠道运动。

泻药种类原来这么多

刺激性泻药	结肠刺激性泻药	刺激性泻药中常用的种类。服用这类泻药会刺激肠道，加速大肠的蠕动，排出宿便。一般市售的泻药多为此类，若长期服用很可能引发结肠黑色素沉着病，建议不要常用。
	小肠刺激性泻药	作用与结肠刺激性泻药相同，但是刺激小肠。其作用相当于蓖麻油及橄榄油。因为此类泻药对小肠不易产生不良反应，是推荐使用的泻药。
渗透性泻药	盐类泻药	使肠内的内容物渗透压提高，抑制肠内水分的吸收，让粪便变成液状后排出，不易引起不良反应，是推荐使用的泻药（注意！有肾功能障碍者请勿使用）。其主要成分是镁，医院开的处方多为硫酸镁的药粉或氧化镁。除了氯化镁（盐卤的主要成分）之外，被当成中药配方之一的芒硝（天然含水硫酸钠）也属于盐类泻药。

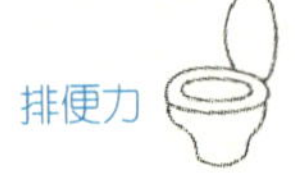

	乳糖类泻药	可增加肠内的水分，软化宿便，促进排便。乳果糖是难消化的单糖，不会被胃及小肠消化吸收，而会直达大肠。除了治疗儿童便秘外，也用于改善肝性脑病。含钡（显影剂材料）的D-山梨醇（D-Sorbitol）则有预防便秘的作用。
	容积性泻药	像寒天、麦麸一样，吸收水分，增加粪便容积，软化粪便，促进排便，不过服用此类泻药会产生腹胀感。
	润滑性泻药	润滑并软化粪便。
其他	灌肠、栓剂	灌肠的主要成分甘油刺激直肠，促进排便。日本新上市的一种栓剂塞入肛门后，产生二氧化碳气体，促进肠道运动。

泻药的不良反应

当便秘严重恶化且出现泻药依赖性时，各种不良反应也会出现。

在第2章“理想的大肠”中曾提到，正常排便需要结肠、直肠、肛门的协调作用。这个协调作用与大脑及被称做初级中枢的肠神经系统有关。若养成必须依赖泻药才能排便的习惯，将使肠道功能受损，排便力减退，甚至导致无法自然排便的状态。

简单地说，就和肌肉衰退相同，如果一直不使用肌肉，肌力就会丧失。我们的肠道也是如此，如果长期依赖泻药，肠道的功能就会衰弱。我通过内镜观察多位产生泻药依赖性的患者的肠腔后得到了证实。

此外，还会经常出现腹部不适或腹胀、排便未净等不适症状，泻药引起的腹泻症状就会慢性化。

如果发展到重症便秘，就会导致血液中的钾浓度降低，出现心悸、心律失常、倦怠感或肌肉酸痛的低钾血症，或是血液中的钠浓度过高，出现水肿或引起高血压的高钠血症。

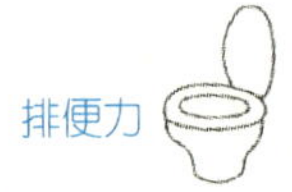

更可怕的是，长期服用泻药将使结肠出现异常，引起结肠黑色素沉着病。这是长期服用蒽醌类泻药患者最常见的病变。

市售占比例极高的蒽醌类泻药，是以刺激结肠来促进排便的泻药。也就是说，这是通过药物刺激功能减退的结肠加速蠕动。因此，服用这类泻药后，有些患者会出现肠绞痛，或引起腹泻。蒽醌类泻药因为药效快，所以药店中种类也多，一般医院也常开这类泻药给患者服用。

不过长期服用蒽醌类泻药将会导致结肠黑色素沉着病，肠壁出现黑色素沉着。当蒽醌类泻药进入体内经过代谢后，会在结肠内产生黑色素的沉着（请参照下页图片）。

结肠黑色素沉着病并无的自觉症状，但沉着的黑色素会影响肠道的神经，使结肠失去弹性，蠕动力变弱。最后，原本已经衰退的结肠功能就会变得越来越差。

通过内镜观察无便意便秘患者（有泻药依赖症的重度患者）的肠道，几乎都已出现结肠黑色素沉着病。肠黏膜变成暗褐色，严重者还会呈现全黑的状态。

长期服用泻药导致结肠黑色素沉着病

①正常肠道

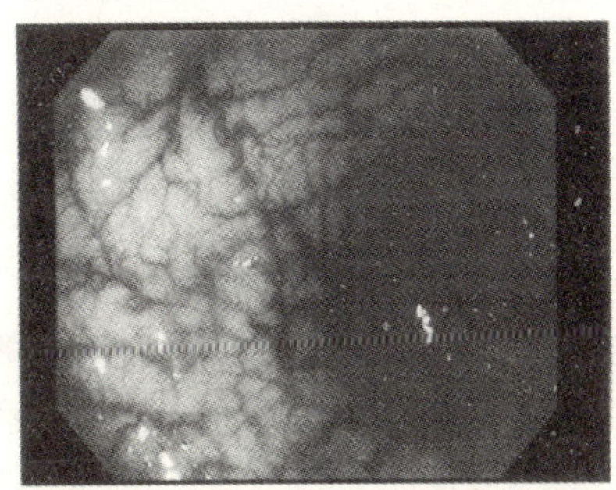

粉红色且具弹性

②结肠黑色素沉着病的肠道

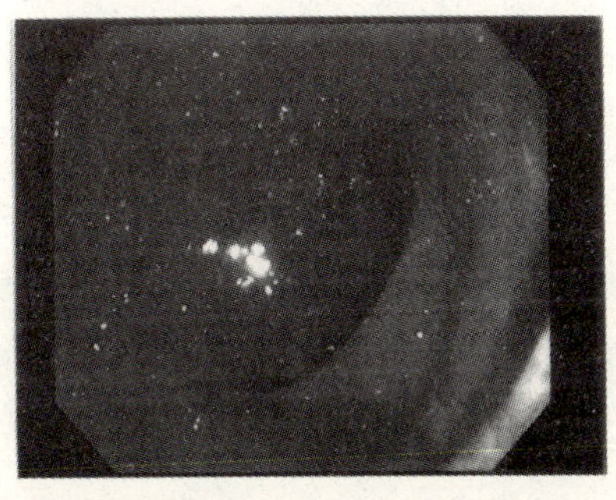

结肠腔内黑色素沉着。虽无疼痛感等自觉症状，但肠道已失去弹性、功能衰退，失去弹性。

图片提供：松生诊所

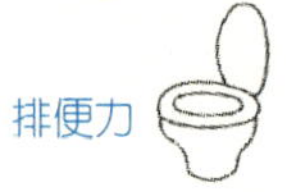

正确使用泻药很重要

一般便秘的分类可分为“直肠便秘”、“弛缓性便秘”及“痉挛性便秘”（请参阅第024页）。

然而，经由临床分析，我发现并非每位患者都正好分属于这三类。因此，我根据障碍部位、便秘原因重新归纳出五种便秘类型，及其适合的泻药与疗法（请参阅下页图表）。像前述的结肠刺激性泻药等药物，药物不同，对肠道作用的部位也会改变。

若是强忍不去厕所导致便意丧失者，可能就是直肠或肛门障碍。可使用灌肠或栓剂。

肠粘连导致的便秘，是小肠或结肠受到损伤，可服用蒽醌类泻药或小肠刺激性泻药，但必须控制药量，切勿服用过多。不过，长期使用蒽醌类泻药会产生不良反应，使结肠的功能紊乱，故最好减少蒽醌类泻药的剂量，或使用其他的结肠刺激性泻药，与橄榄油等小肠刺激性泻药并用。粪便干硬时，可服用软化粪便的盐类泻药。

有些人为了减肥而减少进食量导致便秘。这时是粪便本身（消化道的内容物）有问题，而不是肠道有问题。此时，只要多摄取食物纤维及水分，便能有效改善便秘。

便秘新分类及其有效的泻药种类

肠的障碍部位与便秘原因	便秘的原因	有效的便秘疗法或药物
小肠	①术后肠粘连 ②炎症性肠道病变 ③药物的不良反应	(1)盐类泻药［氧化镁等］ (2)橄榄油 (3)蓖麻油 (4)中药
结肠	①弛缓性便秘 ［包含长期服用泻药导致的再障碍］ ②结肠黑色素沉着病 ［包含长期服用蒽醌类泻药导致的再障碍］ ③术后肠粘连 ④药物的不良反应 ⑤老化引起的肠道功能衰退	(1)结肠刺激性泻药 ①蒽醌类泻药 ［番泻叶、大黄、芦荟等］ ②酚酞类泻药 ③其他［匹可硫酸制剂等］ (2)盐类泻药 (3)温水灌肠 (4)中药

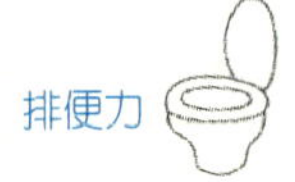

直肠、肛门	①直肠反射消失 ②肛门反射消失 ③切除肠道	直肠刺激性泻药 灌肠剂［甘油灌肠等］ 栓剂
消化道的内容物过少	①偏食［食物纤维摄取量过少］ ②老化引起的食量减少	(1)食物纤维 不溶性食物纤维［纤维素等］ 水溶性食物纤维［难消化糊精、聚葡萄糖等］ ②水分
压力	①心理压力 ②创伤压力 ③经前期综合征［PMS］	①药物疗法［镇静药、中药等］ ②饮食疗法［γ-亚麻酸］ ③音乐疗法

（作者自订的分类表）

当然，许多便秘者的障碍部位并非只有一处。如果能先彻底了解患者的障碍部位，就能开合适的泻药处方。如此一来患者也就不会产生泻药依赖性，并将不良反应降到最低，自然可恢复排便力。

治疗便秘的中药方剂

中医方剂是由数种生药取自天然的动植物配制的药方。目前日本认可的“具改善便秘效果”的中药方剂共有11种。此外，一般日本中药房也有卖所谓的水煎药，基本上，这些中药方剂几乎都含有番泻叶或大黄的成分。

如前所述，如果长期服用含有大黄、番泻叶、芦荟等成分的蒽醌类泻药，会造成结肠黑色素沉着病，甚至出现排便困难的情况，所以不太建议使用。

常用的不良反应少的中药方剂有防风通圣散和麻子仁丸（一般药店也买得到）。因为这些中药除了大黄和番泻叶，还另外添加了芒硝（含有天然硫酸钠的天然矿物）及火麻仁（大麻科植物的种仁）等针对小肠产生作用的泻药成分。

尤其是防风通圣散，大黄含量低是其主要特征。防

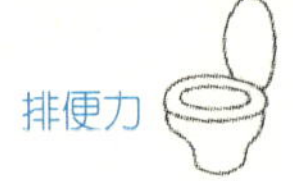

风通圣散的大黄含量只有一般常用于便秘的大黄甘草汤的1/4左右，不仅能将不良反应降到最低，其药效也相当不错。

从未使用过泻药的人，必须应急使用泻药时，建议不要使用不良反应强烈的蒽醌类泻药，而是选用具软便效果的盐类泻药或上述的中药方剂。

关于其他能有效改善便秘的中药方剂，请参阅第065页的一览表。无论你目前正在服用或打算服用哪种泻药，都应该仔细了解成分。即便是中药方剂，为了使其发挥更大的效用，选择适合自己体质的药物最重要。所以去医院或中医院就诊，以获取正确的处方。

在下一章，将介绍如何在日常生活中培养和提高排便力。

有效改善便秘的中药方剂

处方名	大黄含量（克）	芒硝含量（克）	油酸含量	作用部位
防风通圣散	0.257	0.119	无	小肠、结肠
大黄牡丹皮汤	0.393	0.354	有	小肠、结肠
润肠汤	0.417	—	有	小肠、结肠
桂枝加芍药大黄汤	0.421	—	无	结肠
三黄泻心汤	0.477	—	无	结肠
麻子仁丸	0.529	—	有	小肠、结肠
大承气汤	0.531	—	无	结肠
通导散	0.614	0.355	有	小肠、结肠
桃核承气汤	0.625	0.188	有	小肠、结肠
调胃承气汤	0.714	0.179	无	小肠、结肠
大黄甘草汤	1.0	—	无	结肠

（大黄、芒硝的含量为1天的服用量）

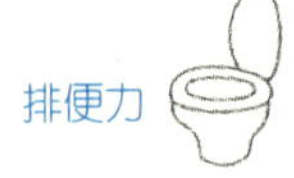

正确使用中药方剂可提高便秘治疗效果

A. 服用防风通圣散（患者187人）

	有效例	无效例	有效率
结肠黑色素沉着病—有（97人）	68人	31人	70%
大肠色素沉着症—无（90人）	79人	11人	88%

B. 服用麻子仁丸

（出现术后肠粘连的便秘患者的改善病例。患者32人）

有效例	无效例	有效率
22人	10人	69%

C. 防风通圣散+结肠刺激性泻药+橄榄油

（摄入橄榄油2周后进行调查。对象64人）

	结肠黑色素沉着病 有（40人）	结肠黑色素沉着病 无（24人）
戒断泻药	0人	1人
泻药减量	40人	22人
没有改变	0人	1人

第 3 章

培养排便力的生活习惯

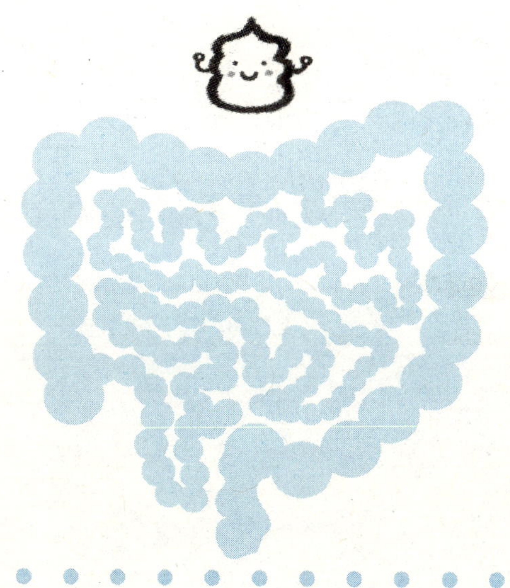

轻微便秘可以自愈 

改善饮食是提高排便力的第一步

接下来，介绍培养排便力的方法。

对泻药还没产生依赖性的轻度或中度便秘者，大部分都能自愈。

培养并提高排便力，最重要的是饮食。我参考了中医学的饮食疗法（饮食养生），提出了饮食养肠，即肠道食疗的概念。多吃提高排便力的食物，调整肠的功能，治疗便秘。在便秘治疗中，摄入肠道食疗的食物，就能在家中治疗便秘。后文将会详细介绍。

不常服用泻药的人，阅读本章介绍的改善生活习惯，就能提高排便力，治愈便秘。

食疗法及生活习惯都是治疗便秘的基础，重症便秘患

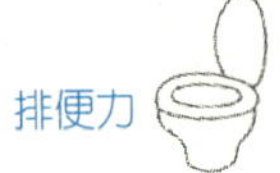

肠道食疗可调节肠道功能

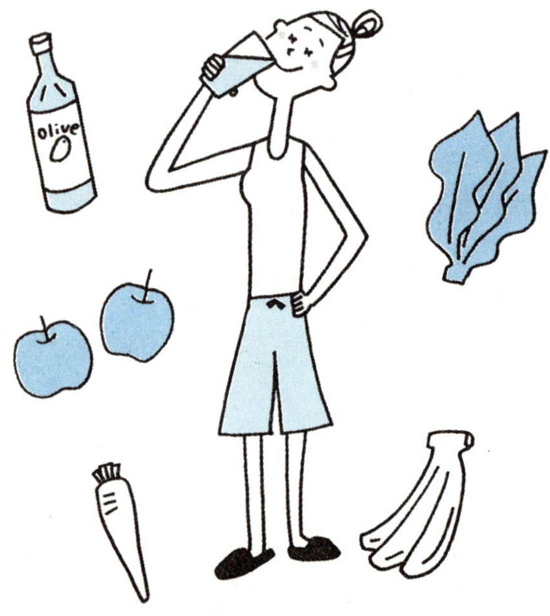

培养排便力最重要的是饮食。调配饮食，注意摄入可调节肠道功能的食物。

者，也可尝试。

肠道食疗必需的7种食物及营养素

①引起肠反射的水

或许各位都听说过，早上醒来立刻喝一杯冰水可以改善便秘。在空腹的状态下喝冰水使胃受到刺激，进而向大肠发出“请开始蠕动”的信号（胃—结肠反射）。

事实上通过大肠内镜的观察发现，多数人的升结肠（离肛门1.5米，后接盲肠）接触到4℃以下的冰水时，会开始急速蠕动。

而我们从饮食中摄取的水分，有一部分会送达大肠，被粪便吸收。因此，为了软化粪便，必须摄入足够的水。

②增加粪便体积和软化粪便的食物纤维

食物纤维可增加粪便的体积，软化粪便，可改善便秘，建议成人每天应摄入25克以上的食物纤维。可是不少人因为缺乏正确的观念，反而让便秘的情况变得更严重。

食物纤维分为不溶性食物纤维和水溶性食物纤维。顾

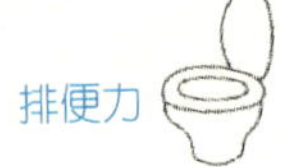

名思义，前者是不溶于水的食物纤维，如纤维素等，像莴苣、卷心菜或牛蒡就含有大量的不溶性食物纤维；后者则是可溶于水的食物纤维，如低分子藻朊酸钠或果胶等，像昆布、海带等海藻类及苹果等成熟果实中，就含有大量的水溶性食物纤维。

想提高排便力，就必须均衡摄取这两种食物纤维。说到食物纤维，总是容易让人联想到生菜沙拉类的食物，所以很多人常会摄入多量的不溶性食物纤维。然而，只摄入不溶性食物纤维，却未补充足够的水分，反而会使粪便干硬。有关正确的食物纤维摄取法，第087页起将有详细的说明。

③改善肠内细菌平衡的乳酸菌（特别是植物性乳酸菌）

乳酸菌指的就是分解糖分、产生乳酸的细菌。酸奶、乳酪等乳制品或乳酸菌饮料、韩国泡菜、豆酱等发酵食品中含有大量的乳酸菌。

乳酸菌可改善肠道内的细菌平衡，调节身体状况，是作为有益菌在肠道内发挥作用，消除便秘。调节肠道功能药物中常用的乳酶生就是一种乳酸菌制剂，这种药物对腹泻及便秘都很有效。

而乳酸菌中最受瞩目的就是在2006年出现的植物性乳酸菌。像酸奶、乳酪中所含的乳酸菌，是在动物乳生长的动物性乳酸菌。而在酱菜、豆酱、酱油、酒等蔬菜或大豆等植物发酵食品中生长的是植物性乳酸菌。乳酸菌中，植物性乳酸菌的生命力最旺盛，且不会被胃酸杀灭，可直接进入肠道内。

④刺激小肠的橄榄油

早在公元前，人们就已发现橄榄油对便秘的疗效。其秘密就在于橄榄油含有丰富的油酸甘油脂酸（脂肪酸）。虽然100毫升的橄榄油只有94毫克的脂肪酸，但其中油酸甘油脂酸就占了75%，亚油酸占了10.4%，和其他种类的油相比，含有更多的油酸甘油脂酸。

美国学者米凯尔·菲尔德的研究报告中有一项极为有趣的结果。他将橄榄油与自古以来用于治疗便秘的蓖麻油注入动物的空肠（小肠的一部分）内，比较这两种油所含的脂肪酸（橄榄油含油酸甘油脂酸；蓖麻油含蓖麻油酸）在小肠中如何发挥作用。

实验结果显示，短时间来看，油酸甘油脂酸比蓖麻油酸更难被小肠吸收。

由此可知，富含油酸甘油脂酸的橄榄油很难被小肠吸

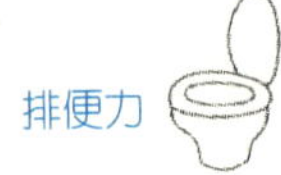

收。但若多摄入一些（15～30毫升）橄榄油，小肠便可吸收该成分并受到刺激，达到排便顺畅的效果。实际上，橄榄油和蓖麻油也可作为小肠刺激性泻药使用。

⑤肠内乳酸杆菌的食物“寡糖”

大约在距今50年前，美国宾州大学研究人员发现了母乳中有种可促进食物（可改善肠内细菌平衡的有益菌）增长的物质，命名为“乳酸杆菌因子”，也就是寡糖。

糖类中有像蔗糖和麦芽糖一样容易吸收，可转化为热能的糖类，也有我们体内消化酶（促进消化的物质）无法消化的糖类，寡糖便是其中之一。不会被分解的寡糖进入大肠后，就成为乳酸杆菌（肠内的有益菌）的食物，起到增殖作用，对调整肠道的状况非常有效。

⑥增强肠道功能的镁

镁是矿物质的一种，有增强肠道功能的作用。在日本曾经因为对消除便秘及减重有效而引发热潮的盐卤水中即含有大量的镁，是改善便秘的关键所在。泻药种类之一的盐类泻药就包括镁剂。

口服的镁，25%～60%会被人体吸收，没被吸收的部分会随水分一起软化粪便。此外，镁也是促进脂肪燃烧等体内化学变化的重要酶。

⑦促进肠道蠕动的维生素C

维生素C又称抗坏血酸。维生素C在肠内分解后产生的气体能促进肠道蠕动。事实也证明，大量摄入维生素C可软化粪便。

肠道食疗必需的7种食物及营养素

①水	软化粪便，引起肠反射
②食物纤维	增加粪便体积，软化粪便
③乳酸菌（特别是植物性乳酸菌）	改善肠内的细菌平衡
④橄榄油	刺激小肠
⑤寡糖	肠内乳酸杆菌的食物
⑥镁	增强肠道功能
⑦维生素C	产生气体，促进肠道蠕动

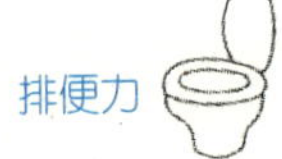

1周便秘家庭疗法——肠内重整计划

调整功能紊乱的肠道

肠内调整是使用肠道食疗的食物配制1周的便秘治疗食谱。肠内调整可在家中进行，称为自我疗法。

如字面所示，肠内调整是调整因便秘或滥用泻药而功能紊乱的肠道。轻微便秘者大多只需通过肠内调整就可治愈便秘。

肠内调整计划的流程

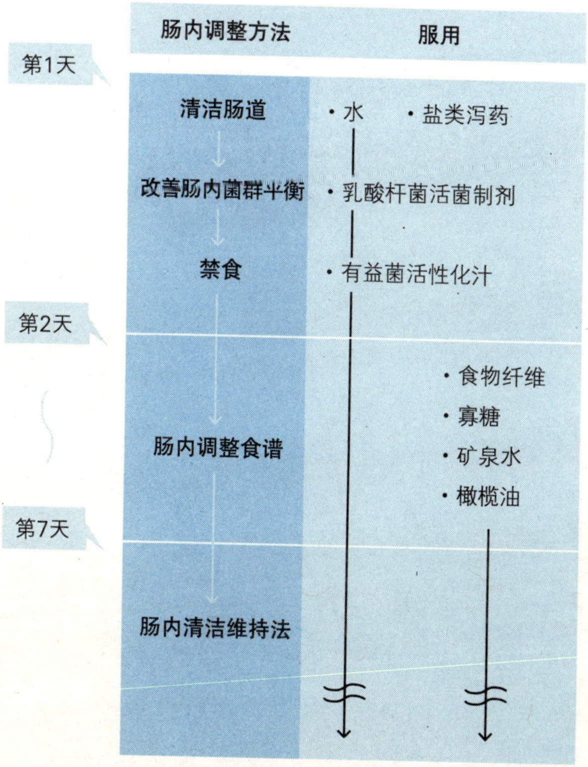

	肠内调整方法	服用
第1天	清洁肠道	·水 ·盐类泻药
	改善肠内菌群平衡	·乳酸杆菌活菌制剂
	禁食	·有益菌活性化汁
第2天	肠内调整食谱	·食物纤维 ·寡糖 ·矿泉水 ·橄榄油
第7天	肠内清洁维持法	

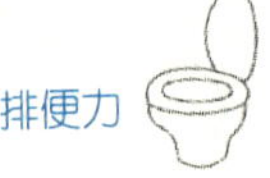

调整因便秘或服用泻药而功能紊乱的肠道

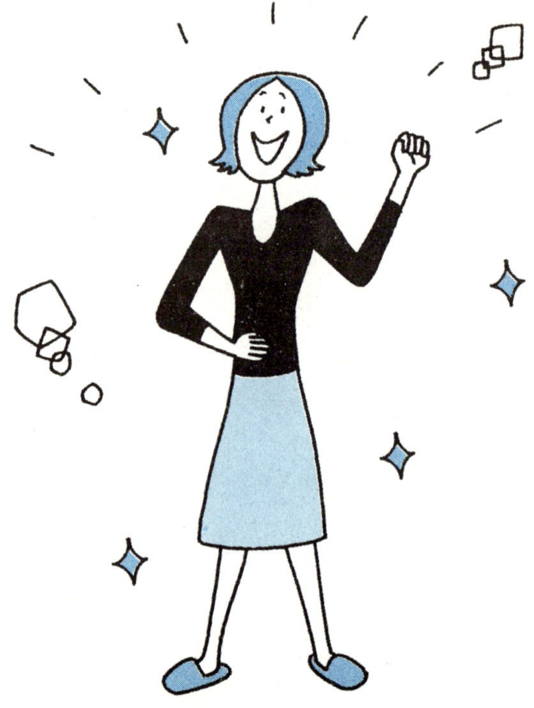

肠内调整：使用肠道食疗的食物配制1周便秘治疗食谱。

轻微便秘者大多只需通过肠内调整就能治愈便秘。

【第1天】

服用泻药排净粪便

①将滞留的粪便排净

肠内调整的第1天，先从排净滞留的粪便开始，但不是服用蒽醌类泻药，而是对身体负担较少的盐类泻药（含镁的泻药）。

盐类泻药成分中的镁等矿物质因为在肠内难被吸收，使肠内渗透压升高，抑制肠内水分吸收。如此一来，粪便软化，体积增大，刺激肠蠕动。

我最推荐的盐类泻药是硫酸镁乳剂。一开始先服50毫升观察情况，如果有效，逐渐加服20～30毫升，自行调整合适的剂量。

由于是空腹时服用，服用后请摄入1～2升的水。一般来说，饮用后1～2小时就排便。

另外，肠内调整第1天禁食固态的食物，只能喝水和禁食期果蔬汁。再提醒一下，因为要服用盐类泻药，所以建议选择周末或假日开始进行肠内调整计划。

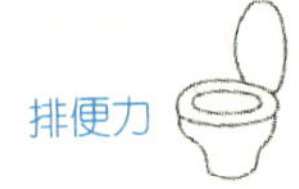

②服用乳酸杆菌活菌制剂

服用盐类泻药排出粪便后，马上多服用乳酸杆菌活菌制剂。一般药店出售的乳酸杆菌活菌制剂种类很多，服用剂量请阅读药品说明书。

乳酸杆菌活菌能增加肠内有益菌，改善肠内细菌平衡。因为肠内细菌易受食物影响，所以必须服用泻药排空肠道。

③在禁食期饮用增加肠内有益菌的果蔬汁

服用乳酸杆菌活菌制剂约5小时后，饮用禁食期果蔬汁。这类汁品会成为乳酸杆菌活菌的养分，使肠内有益菌活性化。

使用香蕉、苹果等含有果胶成分的水果，就能在家自制禁食期果蔬汁（请参阅081页）。果胶经分解后会变成黏稠状，具有使肠内有益菌活性化的作用。从第2天起每天饮用。

香蕉、豆浆及蜂蜜含有寡糖，酸奶则富含乳酸杆菌活菌，所以禁食期果蔬汁能使肠道内的细菌活性化。

不过，若是没有时间自制禁食期果蔬汁，可购买市售的纯天然果蔬汁（果胶含量较高的）来饮用。

肠内调整计划的第1天，禁食固态食物。即使禁食，

让肠道休息并提高功能的禁食期果蔬汁的制作方法

①香蕉酸奶

◆材料（1杯份）

香蕉	1/2根
豆浆（最好选无糖豆浆）	100毫升
原味酸奶	100克
蜂蜜	1大匙

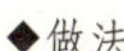

◆做法

把香蕉、豆浆和原味酸奶倒入果汁机内打匀，最后加点蜂蜜即可。

②新鲜果蔬汁

◆材料（1杯份）

香蕉、芹菜、胡萝卜	各1/2根
苹果	1/2个
橄榄油	1大匙

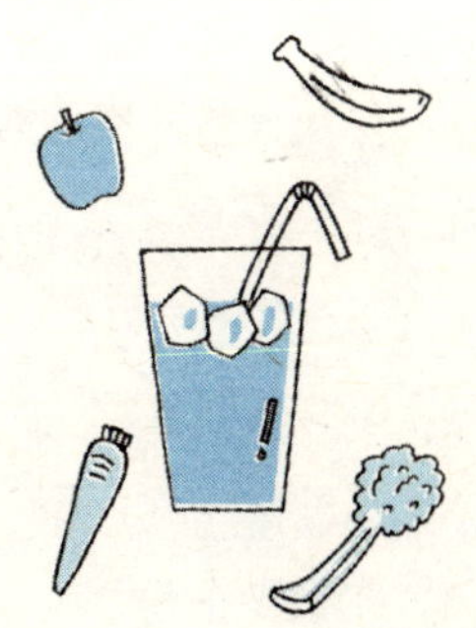

◆做法

将所有材料倒进果汁机内打匀，最后加入橄榄油就制成了。

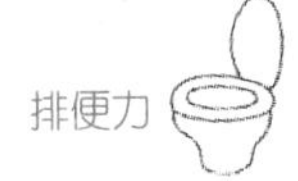

禁食期果蔬汁，也能提供身体最低限度的营养。

而且，禁食期果蔬汁不会造成消化负担，可使肠道暂时获得休息。肠道休息时可使肠道内负责消化、吸收、运输、代谢及排泄的黏膜细胞复苏，提高肠道功能。

顺便一提，若真的无法忍受空腹的饥饿感，可摄入少量蒟蒻果冻等不溶性食物纤维。这类食品会吸收水分，在胃肠内膨胀而产生饱足感。

【第2天至第7天】
让干净的肠道变成健康的肠道

肠内调整计划从第2天起将开始实行饮食疗法，让干净的肠道变成健康的肠道。这里使用的便是前文中提到的肠道食疗食物。

肠内调整计划的第2天至第7天必须摄取的食物共有5种，如下所示：

①充足的水分

②食物纤维

③乳酸杆菌活菌制剂或植物性乳酸菌饮料

④橄榄油

⑤寡糖

基本上只要摄取了含有①～⑤成分的食物，其他想吃什么都没关系。话虽如此，也不能暴饮暴食，以免增加肠胃负担，因此第2天至第3天的食量还是减少一点比较好。

除了①～⑤的食物外，也要增加摄取含镁及维生素C的食物。而经期便秘加重的人，建议可多食用富含γ－亚麻酸的食物。

不过，这些食物要摄取多少，怎样摄取才正确呢？接下来将具体说明。

①饮水

每天必须摄取1.5～2升的水。事实上，即使每天喝1升水，到达大肠也只有十分之一。而到达大肠的水分又会再被体内吸收，故粪便所吸收的水量只有0.1升左右。到了夏天一出汗，粪便可吸收的水分还会再减少，必须有意识地饮水。

只要我们多想办法，就可以补充水分，使大便畅通。下面介绍水的种类。

［矿泉水］

矿泉水富含钠、钾、镁等矿物质，尤其是镁，具有能

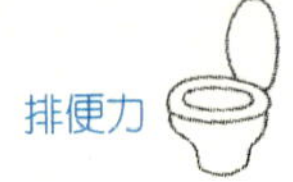

使肠道的神经细胞恢复，从肠道吸收水分、软化粪便的作用。关于镁的介绍请参阅后文。

购买前请先确认瓶上的标示内容，选择口感好的品牌矿泉水。

［卤水］

卤水是将海水浓缩并取出盐结晶后剩下的液体，一般用作豆腐的凝固剂。卤水中的海水矿物质含量很多，特别是镁。在1升的水里加入1～1.5毫升的卤水，制成卤水可饮用。不过，卤水中的钠含量也很高，千万别为了提高效果而添加过量。

［添加草药的饮料］（排毒汁）

薄荷叶、姜等草药可增强消化道的功能。因此，我配制出一种在这些草药中添加寡糖及柠檬的排毒汁。这是从防风通圣散这付中药方剂构思出来的饮料，原本是为了停滞肠及便秘患者而设计。后来通过杂志、书籍的介绍，让更多的人认识了此饮料，因而得到广大的回应，纷纷表示喝了之后，便秘、胀气问题都得到改善。做法请参照下页，希望各位多多尝试。

从第2天起每日需要摄取的食物量

必须摄入的食物

水分	每天2～3升
乳酸杆菌活菌制剂	每天3～5克
食物纤维	第2天至第3天15克
	第4天起25克（不溶性食物纤维与水溶性食物纤维的比例是2：1；请勿摄入过量的不溶性食物纤维）
橄榄油	每天15～30毫升
寡糖	每天3～5克

建议摄入的食物

镁	每天500～1000毫克（昆布、菠菜、鹿尾菜、纳豆、鲣鱼、芝麻、地瓜等，至少摄入其中一种）
维生素C	每天1～2克

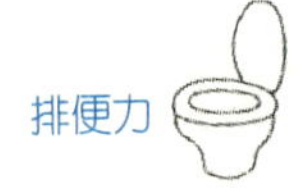

治疗肠蠕动减弱的“排毒汁”

◆材料（约500毫升）

薄荷茶包	1个
柠檬汁	1大匙
姜泥	市售软管姜泥 1～2厘米长或 直接切一片姜现磨
寡糖	适量

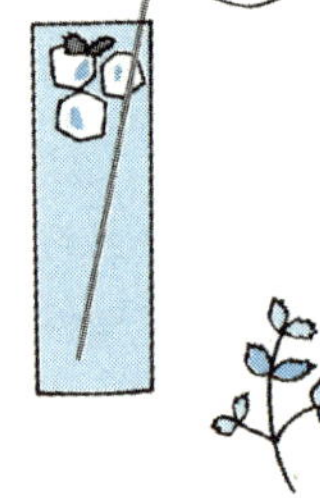

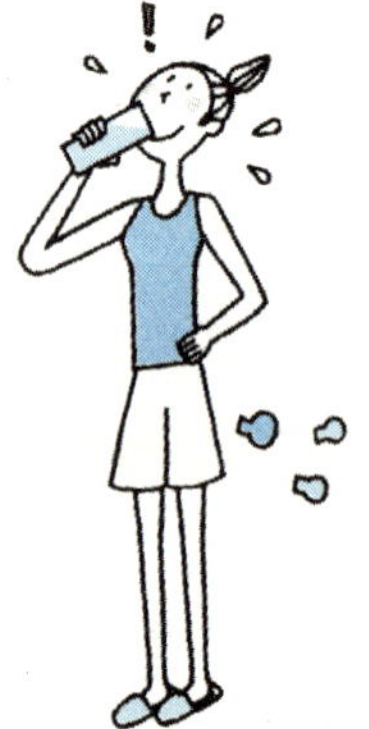

◆做法

①将薄荷叶茶包放入500毫升的热水中，泡好后取出茶包。

②加入适量的姜泥、柠檬汁及寡糖，拌匀后即可饮用。

*材料的量可自行酌量增减。

*加入1～2滴卤水可提高治疗效果。

*制作量较多时，可放入冰箱冷藏，保存期以两天为限。

［禁食期果蔬汁］

肠内调整计划第一天饮用的禁食期果蔬汁（请参阅第081页）含有丰富的果胶（水溶性食物纤维）。从第2天起请持续饮用。

②正确的食物纤维摄取法

如前所述，成人每天需要摄取25克以上的食物纤维，这也是目标的摄取量。不过因为之前禁食固态食物，所以突然摄取大量的食物纤维，会增加肠道负担，所以到第3天左右，建议控制在15克之内。

另一个有效摄取食物纤维的方式就是，均衡摄取不溶性食物纤维与水溶性食物纤维。不溶性食物纤维与水溶性食物纤维的理想比例是2:1。

过去治疗慢性便秘时，会让患者喝含葡聚糖（一种水溶性食物纤维）的饮料。由此疗法得知，可促进排便的比例是7克的水溶性食物纤维比14克的不溶性食物纤维。

第090页至第091页的一览表里，列出各种代表性食物所的食物纤维含量。表中将水溶性食物纤维及不溶性食物纤维的含量分开标示，参考时请别忘了调配好两者的比例。

此外，该表内也标示出各食物的F・I值（Fiber Iindex）及S・F值（Sal Bubble Iindex）。

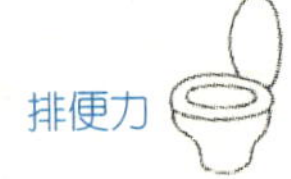

“F·I值”即100克的食物总热量除以总食物纤维的数值。F·I值越低，热量就越低，而食物纤维量越多。也就是说，F·I值低的食物可预防便秘，对减肥非常有效。

而“S·F值”即总食物纤维量中水溶性食物纤维量所占的比例。

如前所述，许多人摄取食物纤维时，通常只偏重于摄取不溶性食物纤维。

但若水分摄取不足，而不溶性食物纤维又摄取过多，将会导致粪便变硬，腹胀加剧。同理，为了以改善便秘、长期进行长寿（糙米素食）饮食，往往会使便秘症状恶化，因为以糙米为主的食物中，不溶性食物纤维的含量比例过大。

因此，大量摄取不溶性食物纤维时，必须大量饮水。

另一方面，水溶性食物纤维能促进粪便吸收水分，增加容积。为了提高排便力，最好尽量多选择并摄取S·F值高的食物。

如表所示，S·F值高的谷类有黑麦面包、意大利面，蔬菜则有秋葵、牛蒡、洋葱、胡萝卜等；令人意外的是，豆类中竟是大豆。水果富含水溶性食物纤维，S·F值也高。

利用第090页至第091页的一览表，注意每天的饮食，均衡地摄取膳食纤维。

此外，下面介绍的杯量法，可帮助你了解肉汤或其他副食中蔬菜的食物纤维含量。

最好每天摄取15～25克的食物纤维，不过在烹饪过程中逐一计量很麻烦。

杯量法是将各种食物分别倒入200毫升的量杯中，测量其重量后，使用食品分析表推算其食物纤维含量。

因为多数家庭都有200毫升的量杯，烹饪时只要用量杯，就能知道装进量杯中食物的必需的食物纤维含量。

③乳酸菌（乳酸杆菌活菌）

每天摄取适量的乳酸菌有助于调整肠内平衡。目前一般药店都买得到乳酸菌制剂。实行肠内调整计划后，可改成用添加食物性乳酸菌的酸奶或饮料代替。

④橄榄油

建议每天摄取15～30毫升。我个人推荐服用酸性低的特级纯橄榄油。除了直接饮用，也可搭配其他食物一起食用，例如抹在面包上吃，或当沙拉酱。第101页至第104页介绍了为使用橄榄油的食谱，请各位参考。

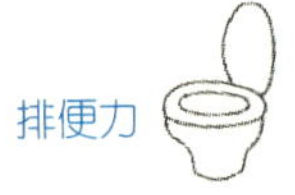

富含食物纤维的食品一览表

以下是各代表性食品的食物纤维含量。表中将水溶性食物纤维及不溶性食物纤维的含量分开标示，请注意调配两者的比例。

"F·I值"即100克的食物总热量（卡路里）除以总食物纤维含量。F·I值越低，热量就越低，但食物纤维量多。换言之，F·I值越低的食物越不容易便秘，对想减肥的人来说是非常好的食物。

"S·F值"即总食物纤维含量中水溶性食物纤维量所占的比例。

	食品名	热量（千卡）	食物纤维（克）	水溶性食物纤维（克）	不溶性食物纤维（克）	F·I值	S·F值
谷类 面类	黑麦面包	264	5.6	2	3.6	47	36
	荞麦面	132	2	0.5	1.5	66	20
	稗米	367	4.3	0.4	3.9	85	9
	意大利面（水煮）	149	1.5	0.4	1.1	99	27
	小米	364	3.4	0.4	3	107	12
	吐司	264	2.3	0.4	1.9	115	17
	乌龙面（水煮）	105	0.8	0.2	0.6	131	25
	白米	168	0.3	0	0.3	560	—
蔬菜类	蘑菇（水煮）	16	3.3	0.1	3.2	53	
	秋葵（水煮）	33	5.2	1.6	3.6	6	31
	苦瓜	17	2.6	0.5	2.1	7	19
	花椰菜（水煮）	27	3.7	0.8	2.9	7	22

蔬菜类	牛蒡（水煮）	58	6.1	2.7	3.4	10	44
	莴苣	12	1.1	0.1	1	11	9
	小黄瓜	14	1.1	0.2	0.9	13	18
	卷心菜（生）	23	1.8	0.4	1.4	13	22
	胡萝卜（水煮）	39	3	1	2	13	33
	南瓜（水煮）	60	3.6	0.8	2.8	17	22
	洋葱（水煮）	31	1.7	0.7	1	18	41
	番茄	19	1	0.3	0.7	19	30
	玉米（水煮）	99	3.1	0.3	2.8	32	10
	地瓜（蒸）	131	3.8	1	2.8	34	26
	马铃薯（蒸）	84	1.8	1.6	1.2	47	33
豆类 海藻	琼脂	4	1.4	—	—	3	—
	海带芽	17	5.8	—	—	3	—
	豆渣	111	11.5	0.4	11.1	10	3
	黄豆（水煮）	180	7	0.9	6.1	26	13
	大豆食品	200	6.7	2.3	4.4	30	34
	蚕豆（水煮）	112	4	0.4	3.6	28	10
水果类	蓝莓	49	3.3	0.5	2.8	15	15
	猕猴桃	53	2.5	0.7	1.8	21	28
	草莓	34	1.4	0.5	0.9	24	36
	无花果	54	1.9	0.7	1.2	28	37
	苹果	54	1.5	0.3	1.2	36	20
	西柚	38	0.6	0.2	0.4	63	33
	香蕉	86	1.1	0.1	1	78	9
	葡萄	59	0.5	0.2	0.3	118	40

（F·I值为四舍五入后的数值。市售的海蕴、海带仅标示总食物纤维含量，故无法计算S·F值）

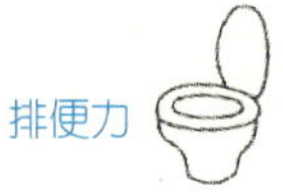

简易的杯量法

烹饪时另外计算食品热量或食物纤维含量实在很麻烦。只要将各种食物分别倒入200毫升的量杯中，对照下表便可知道其中所含的重量、食物纤维含量及热量。这么一来，做起菜来就变得方便多了。

食品名	一杯的食品含量（克）	一杯的食物纤维量（克）	一杯的热量（千卡）
牛蒡（削丝）	90	5.5	52
蒟蒻（一口大小）	155	4.7	11
菠菜（切成3～4厘米的小段）	35	1	7
洋葱（切薄片）	8.5	1.4	31
卷心菜（一口大小）	40	0.7	9
胡萝卜（任意切块）	120	3	44
青葱（葱花）	85	1.9	24
马铃薯（切小丁）	115	1.5	87
芹菜（切薄片）	90	1.4	14
南瓜（切成扇状）	130	4.5	118
香菇（切薄片）	50	1.8	9
青椒（随意切块）	85	2	19
番茄（切块）	150	1.5	28
苹果（连皮切扇状）	100	1.5	54
芒果（用汤匙挖取）	145	1.9	93
蓝莓（整颗食用）	120	4	59
草莓（对半切开）	115	1.6	39
香蕉（切薄片）	130	1.4	112
凤梨（切成扇状）	135	2	69
奇异果（切成半圆）	140	3.5	74

不过，橄榄油也是一种油脂，热量高。若摄取量较大时，请斟酌减少其他食物的用量，必须控制热量摄取。

⑤寡糖

每天至少摄取3～5克。除了从水果、豆浆等食品中摄取寡糖，也可选择一般市面上出售的果寡糖、异麦芽寡糖、大豆寡糖、低聚半乳糖等（请参照第095页的图表）。

不妨试着用在超市及便利商店就能买到的寡糖来代替砂糖，养成摄取寡糖的习惯。

⑥镁

富含镁的食物有海带、菠菜、糙米、大豆、柿子、鲤鱼、芝麻、地瓜、花生等。每天至少从中选一种来食用。

此外，饮用第083页和084页介绍的矿泉水或卤水也是摄取镁的最佳来源。不过，如前所述，不能只从卤水或矿泉水中摄取镁，特别要注意卤水的摄取不可过量。请尽量通过食物来摄取镁。

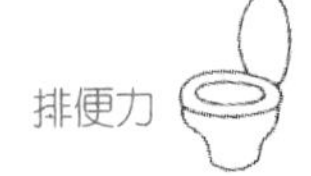

⑦维生素C

从蔬菜、水果中摄取维生素C是最好的方法，不方便的时候可利用营养补充品。一般药店及超市均有出售添加维生素C的营养补充品。早上起床后趁空腹的时候，摄取1～2克维生素C的效果很好。

⑧γ-亚麻油酸

特别推荐因经前期综合征而导致便秘的女性摄取含γ-亚麻油酸的食物。其他便秘者只需补充即可，在实行肠内调整计划期间及之后无须大量摄取。

γ-亚麻油酸是母乳或海带等海藻类中所含的重要脂肪酸之一。根据国内外的研究报告显示，它对改善经前期综合征颇具效果。

女性之所以容易便秘，是女性激素的影响所致（请参阅第023页）。有不少女性因为经前期综合征而受便秘之苦。平常不会便秘的人每到月经来临前就会开始便秘，而原来就便秘者则变得更加严重。

如果不方便摄取γ-亚麻油酸，可选择市售的营养补充品。

根据我进行的调查，食用γ-亚麻油酸后，不少受检者均表示，经前期综合征出现的各种自觉症状（如腹胀、

可增加肠内益菌的4种寡糖

果寡糖	由蔗糖与1～3个果糖结合而成。不易被消化酶分解，可促进乳酸杆菌的增生。 这种糖吃了不易蛀牙。
异麦芽寡糖	蜂蜜、豆酱、酱油中所含的寡糖。可促进乳酸杆菌的增生。预防龋齿，耐热及耐酸性也很强，用于烹饪时产生鲜味及浓郁感。
大豆寡糖	即大豆所含的寡糖，利用大豆蛋白质剩下的残渣制成。热量低，仅为蔗糖的一半。具高耐热及耐酸性。
低聚半乳糖	将乳糖用碱处理制成。可促进乳酸杆菌的增生，且有帮助蛋白质消化吸收的作用。

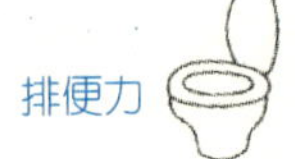

便秘等）都得到了改善。而且，比较摄取γ-亚麻油酸前后的结果也发现，半数以上的人都达到了泻药服用量减少的效果。

因此，特别推荐给每到月经期前便秘症状加重者，作为肠道食疗的食物。

γ-亚麻油酸改善便秘的效果

添加γ-亚麻油酸的食物20天后（对象8人）

	泻药服用量没有改变	泻药服用量减少
食用前	8人	0人
食用后	4人	4人

经前期综合征便秘患者食用“Pucera”20天后（对象14人）

食用后	经前期综合征的自觉症状（便秘）没有改变	2人
	经前期综合征的自觉症状（便秘）减轻	12人

（作者自行调查结果）

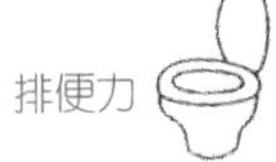

肠内调整计划结束后，继续实行肠内清洁维持法

结束为期1周的肠内调整计划后，建议以第2天至第7天的饮食疗程为基础，持续摄取肠道食疗的食物。这是为了在肠内调整计划中用1周的时间维持肠道清洁，促进排便力的提升。

持续饮食疗法对有泻药依赖性的患者是必要的。在医院中，这也是与药物医疗并用的基本食疗。因此，我将其称之为肠内清洁维持法。

持续进行肠内清洁维持法对患者而言是极需毅力的事。但是以长远来看，它是培养排便力、向便秘永远说再见的最有效疗法。其效果几乎等同于药物治疗。希望大家读了本书后，能重新审视自己的饮食习惯，纠正不良习惯。千万别忽视饮食。

专栏三

肠道宜忌食物

我根据中医的思想构思出肠道食疗的概念。中医将人体以阴阳作区分，而饮食上也有所谓的阴阳，这点或许有点难理解。不过，我特别针对肠道归纳出对肠道有益的“肠适宜物”及对肠道无效或有害的“肠不宜食物”。

肠适宜食物或肠不宜食物会因肠道的状况而异，所以就算是相同的食品，也可能出现完全相反的效果。最具代表性的食物就是糙米。

肠道的蠕动会因为心理压力等多项因素而被抑制。我将肠道作用衰退的情况称为肠应激障碍。反之，肠蠕动增强活跃的则放松肠。

如果在肠应激障碍的状态下，糙米就成了肠道不宜食物；但对放松肠而言是肠道适宜的食物。

肠应激障碍患者若经常食用糙米，反而会使粪便变得更硬，腹胀的症状会加剧，便秘症状自然也就更加恶化。过去我为患者进行结肠内镜检查时，就曾发现数位患者的升结肠内残留着未消化的糙米。如果肠道蠕动减弱，食用糙米只会产生反效果。

另一方面，放松肠的人若食用糙米，可能会让肠道状态变得更好，因为对这类人来说，糙米属于肠道适宜食物。因此，如想增加糙米食用量，建议最好等肠道情况改善后再酌量增加。此外，食用糙米时，若再搭配橄榄油，效果会更好（食谱请参阅第101页至第104页）。

肠道宜忌食物及饮食

①肠应激障碍（肠蠕动减弱）

肠适宜食物及饮食	水溶性食物纤维，油酸甘油脂、寡糖，植物性乳酸菌
肠不宜食物及饮食	不溶性食物纤维（特别是糙米）、肉食、不摄取碳水化合物的减肥、每天只吃两餐

②放松肠（肠蠕动正常）

肠适宜食物及饮食	糙米，薄荷叶，水溶性食物纤维、油酸、镁、植物性乳酸菌
肠不宜食物及饮食	饮酒过量，水分摄取过量，水果摄取过量，肉食，速食，氧化变质的油，亚麻油酸

用糙米和橄榄油配制的9种食谱提高排便力

下列将介绍几道以糙米及橄榄油为主的简单食谱，可在实行肠内调整计划期间（第2天至第7天）或结束后的肠内清洁维持法时使用。

糙米与橄榄油皆不易对肠道造成负担，是非常棒的肠道适宜食物。不妨参考以下食谱，试着将其作为主食。

食谱协助：CHERRY TERRACE代官山店

食谱 1 橄榄油饭

材料（1人份）

糙米饭（已煮熟）1碗，特级初榨橄榄油1大匙，盐适量。

制法

在煮好的糙米饭里加入橄榄油及盐，轻轻翻拌即可。

*搭配米糠酱菜（米糠酱菜是富含乳酸菌的发酵食品）一起食用，就是很棒的排毒餐。

食谱 2 糙米粥佐橄榄油

材料（4人份）

糙米饭（已煮熟）2碗，特级初榨橄榄油适量，盐适量。

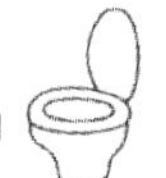

做法

1.将糙米饭倒进锅中，并加入盖过饭的水量，以小火煮约20分钟。为了不又黏又稠，煮的时候请勿过度搅拌，静置煮沸即可。
2.将粥装至碗内，淋上橄榄油，撒盐拌一拌便可食用。
*若手边没有煮好的糙米饭，取大一点的锅，倒入1杯糙米及8杯水，以中火煮，待煮沸后再转至小火，盖上锅盖煮成想要的硬度。

食谱 3
糙米粥的搭配作料

材料（4人份）

糙米粥（食谱 2），草药紫苏叶、油菜、茼蒿叶、罗勒、芝麻叶、西芹等2杯，特级初榨橄榄油1/4杯，盐与胡椒适量，松子适量。

做法

1.把草药、橄榄油、盐与胡椒倒入果菜机内打成膏状。
2.再将松子翻炒成金黄色。
3.在装了糙米粥的碗里淋上第1步做好的汁及炒好的松子就完成了。
*此膏除了可搭配糙米粥，也可涂在面包上食用。

食谱 4
糙米沙拉

材料（4人份）

糙米（生）1杯，番茄（随意切块）2个，洋葱（切末）1/2个，芝麻叶（随意切段）1包，红酒醋1～2大匙、特级初榨橄榄油3大匙，柠檬汁1大匙、盐与胡椒适量。

做法

1.在锅中倒入糙米及足够的水，煮25～30分钟，沥去水，放凉备用。
2.食用前，在大碗内倒入放凉的糙米饭，并依序加入蔬菜、橄榄油、红酒醋、柠檬、盐与胡椒调味。
*建议使用时令蔬菜，像夏季可加入煮熟的玉米、四季豆，春季可加入蚕豆或豌豆仁。

食谱 5
糙米意式蔬菜汤

材料（4人份）

糙米饭（已煮熟）1杯，洋葱（切末）1/4个，马铃薯（切块）1个，胡萝卜（切块）1小根，特级初榨橄榄油1大匙，水3杯，高汤膏2个、盐与胡椒适量。

做法

1.先用橄榄油热锅，将洋葱翻炒至软透，再倒入马铃薯及胡萝卜轻轻拌炒，并加入糙米饭。

2.加入水及高汤膏，以小火炖煮至蔬菜变软，最后撒盐与胡椒调味即可。

*这道汤品的口感极佳，当成主餐也很有饱足感。依个人喜好可加些芹菜或番茄，味道会更棒哦。

食谱 6
糙米饭团

材料（4人份）

糙米饭（煮熟）4杯，酱油2～3大匙，特级初榨橄榄油1大匙、醋1小匙。

做法

1.将糙米饭分成8等份，在手上蘸点酱油，捏成饭团。

2.用橄榄油热锅，把捏好的饭团放在锅中，煎至两面呈现焦黄状，最后均匀淋上醋便可食用。

*这是煎制的糙米饭团，搭配醋别具风味。

食谱 7
糙米炒饭

材料（4人份）

糙米饭（煮熟）4杯，特级初榨橄榄油2大匙，白芝麻2大匙、盐与胡椒适量，罗勒叶（切丝）1片。

做法

1.将1大匙的橄榄油及糙米饭倒入平底锅内拌炒。

2.待糙米饭炒至松散状，再将剩下的1大匙橄榄油、白芝麻、盐与胡椒倒进锅中混合炒匀，最后摆上罗勒叶丝即可食用。

*可依个人喜好加点鸡蛋、叉烧、葱花，味道会更好。

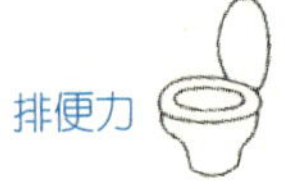

食谱 8
南瓜豆渣球

材料（10颗）

南瓜（市售的冷冻包也可以）150克（5～6块），豆渣100克，水200毫升，盐少许，琼脂（将4克的琼脂粉用50毫升的热水化开）。

做法

1.将南瓜倒入小锅内，水煮至软透后先取出，用筷子刮除皮的部分。

2.将去皮南瓜倒入锅里加入豆渣、水、琼脂及盐，用木勺将所有材料拌匀后关上火。

3.把锅拿离炉边，在豆渣吸收水分、琼脂凝固前持续搅拌。

4.等锅放凉后，用手将材料搓成比高尔夫球小一点的球状即完成。

*1颗南瓜豆渣球约可摄取2克的食物纤维，也可作为汤或火锅的配料。

食谱 9
肠内调整汤

材料（2人份）

洋葱1个，胡萝卜1根，卷心菜半棵，南瓜豆渣球（食谱 8）10颗，特级初榨橄榄油1大匙，水2杯，清汤膏1～2个。

做法

1.把洋葱、胡萝卜及卷心菜切成末。

2.倒入锅内用橄榄油拌炒。

3.接着在锅中倒入2杯水和清汤膏块。

4.再放入南瓜豆渣球一起炖煮。

5.最后装到碗里便可享用。

*1人食用时，可分成2次喝。1次最少可摄取10克的食物纤维。

提高排便力的运动与按摩 

增强食疗效果，减少泻药用量

调配饮食是提高排便力的基础，其他生活习惯也不能忽略，尤其是适度的运动与腹部按摩对改善便秘很有效。

腹部肌力增强了，肠道的蠕动也会改善，饮食疗法的效果会变得更显著，使用的药物效果也会提高，并达到减少泻药用量的目的。无论是无须使用泻药的轻微便秘者，还是患有重度泻药依赖性的人，都非常适用。接下来，开始介绍最具代表性的按摩及运动。

不管是平日，还是在实行1周肠内调整计划时，这些按摩及运动都可以做。

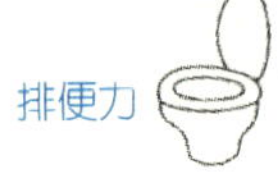

【按摩疗法1】
促进排气的肠道按摩

进行大肠内镜检查时，为了让镜头能更顺利地进入肠内，会先将空气灌入大肠。

这样，和气腹一样，肠道受到压迫而会感觉很不舒服。

虽然检查过程中会有部分空气跑掉，但检查结束后肠内仍会有空气残留。因此，为了让肠内的空气排出，医生都会请受检者采用右侧卧位。这样，留在升结肠内的空气就会移动至结肠，空气便会容易排出。

不少人诉说，排便力减退后，常常有腹胀症状。此时只要做做肠道按摩，便可解决腹胀的不适。

身体向右侧卧，从腹部上方以顺时针方向用画圆的方式按摩。让身体放松，一边深呼吸一边按摩，持续5～10分钟即可。

不过，按压的力量不可过大，吸气也不要太用力，以免产生便意。按摩的手法是不要用力，而是以手掌轻轻按摩。建议可在睡前最放松的时候进行按摩。

促进排气的肠道按摩

①身体放松，向右侧卧。右手腕枕在头部下方。

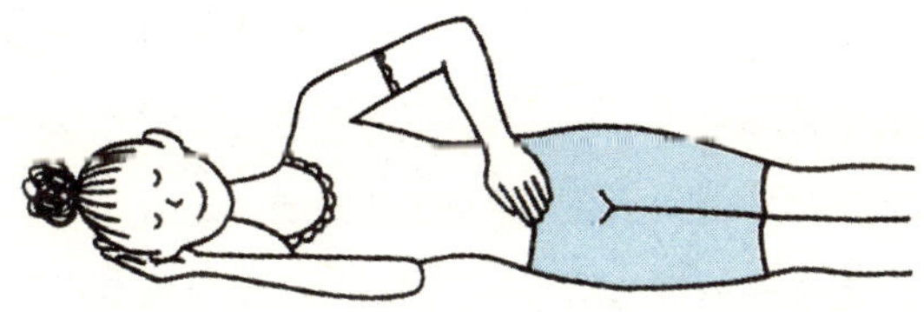

②把左手掌放在胃下方，以顺时针方向由上往下按摩，同时配合深呼吸效果会更好。按摩持续5~10分钟。

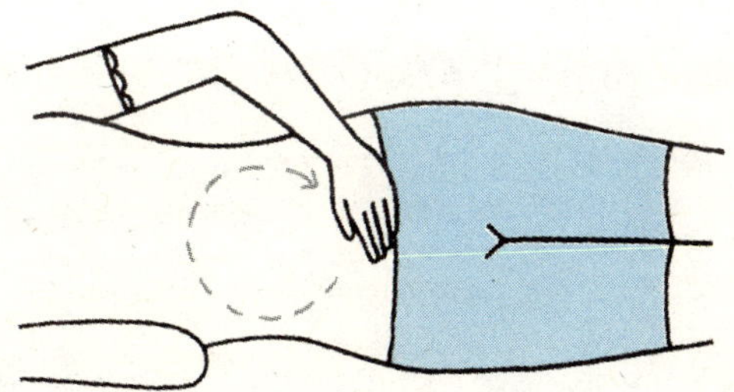

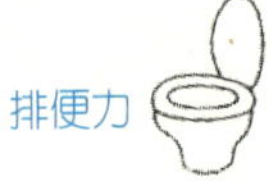

【按摩疗法2】
暖和身体，增强肠道功能的盆浴肠道按摩

盆浴肠道按摩是在盆浴时进行如前所述的肠道按摩，其效果更佳。

现在多数人都是洗淋浴，但盆浴有让身体由内暖和的效果。体温一上升，肠道蠕动就会变得活跃。因此想提高排便力的话，让身体保持温热状态就很重要。

盆浴肠道按摩是将身体浸泡在38℃左右的温水中约30分钟。

水温过热会使体内器官（包含肠道）进入紧张状态。边洗盆浴边做肠道按摩的详细方法请参照第109页的插图。每周进行1～2次会有不错的效果。平常洗盆浴的人，多泡几次也无妨。

另外，在浴缸里倒入添加薄荷成分的泡浴剂可促进排气。

暖和身体、增强肠道功能的盆浴肠道按摩

38℃左右的温水，边洗盆浴（心窝以下），边进行肠道按摩。

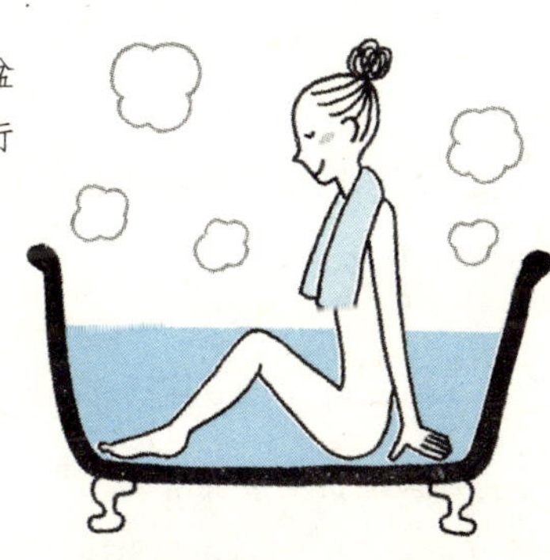

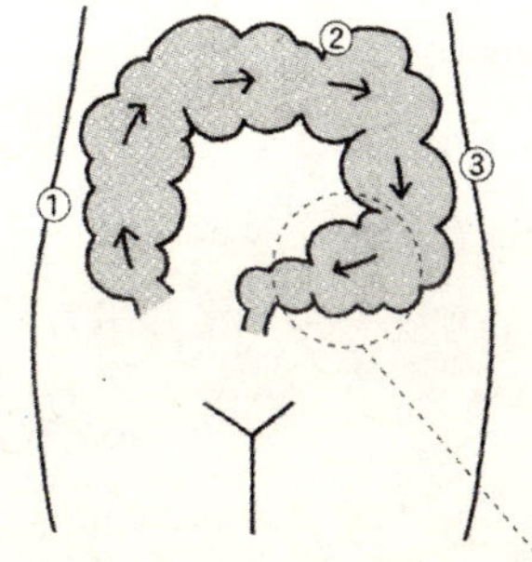

①从下腹部右下方顺着骨盆向上按摩。

②自肚脐稍微偏右上处开始，以画小U字形的方式通过脐下，向左腹侧按摩。

③再从左腹侧顺着骨盆内侧向下按摩，到达耻骨上方就完成了一圈。

*每一处按摩2～3次再移动，持续进行2～3次。每周按摩1～2次，效果颇佳。

便秘者按摩这里特别有效

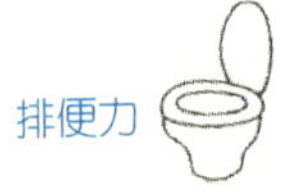

【运动疗法1】

增强肠道功能的竞走

竞走是一种有氧运动——具有增强肠道功能的作用，希望大家都能积极尝试。竞走为什么会对肠道有好处呢？有以下3点理由：

①运动的刺激能促进新陈代谢，加速肠道蠕动

运动能促进血液循环，大量排汗，促进新陈代谢。新陈代谢泛指“体内的新旧更换”，可以使肠道功能增强，排便力自然也就跟着提高。

②体育锻炼能增强排便必需的肌力

由于年老体衰、运动不足导致便秘或便秘症状恶化的人并不少。这是因为大肠功能和排便必需的腹肌、背肌等肌力都衰退了。竞走对防止肌力衰退和增强肌力非常有效。

③副交感神经活动增强

在第037页中，对自主神经的作用已经作了说明。肠道的功能在身体处于放松状态（副交感神经占优势）时会变得活跃。“可是运动后，不就换成交感神经占优势了吗？”或许有人会产生这样的疑问。不过，适度的有氧运动会刺激自主神经保持平衡状态。

因此，每天竞走30分钟最为理想。不过，要是拖拖拉拉地慢慢走，效果将会减半。最好是能保持稍微出汗的速度。

此外，以正确的姿势（背直、挺胸、缩小腹）竞走，还可锻炼支撑肠道的肌肉，效果更佳。

然而，对许多运动不足的人来说，突然要求自己每天竞走30分钟，实在不容易做到。因此一开始不必勉强自己，慢慢来就好。

像坐公交车时提早一站下车，或者走路回家时稍微绕点路，就算走的距离不远也没关系。重要的是尽量保持每天竞走的习惯。时间一久，就会发现身体状况逐渐好转，也会开始觉得竞走是件愉快的事。

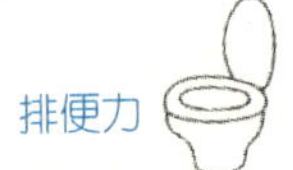

增强肠道功能的竞走

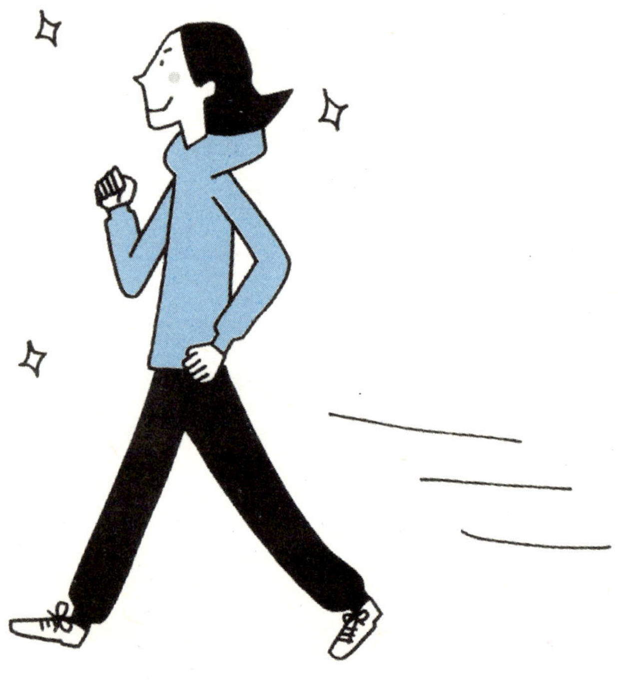

以稍微出汗的速度，每日竞走30分钟最为理想，坚持循序渐进的原则。

【运动疗法2】

让排便顺畅的仰卧起上体锻炼

排便时，腹部（尤其下腹部）会用力，使腹压增高，刺激肠道，进而促进排便。此时，需要使用腹肌，尤其是腹部中央的腹直肌。不过，腹直肌（包括整个腹肌）会因为年老体衰而衰退，所以平常就要注意锻炼。锻炼腹肌，不但能让排便更加顺畅，还可促进肠道蠕动和腹部血液循环。

腹直肌是体内的深层肌。深层肌是由帮助脂肪燃烧的红肌纤维组成，因此锻炼深层肌还可使身体变成易燃烧脂肪的体质。一般认为，锻炼深层肌必须保持正确姿势，以缓慢流畅的动作进行。下面介绍的运动，只要循序渐进就能达到极佳的效果。

不过，此运动对腰部会产生一些负担，所以有腰痛等腰部不适的人，做的时候请留意。若真的无法如图所示做出同样的动作，也可平躺，以肚脐为中心，通过呼吸使下腹部鼓起、收缩即可。

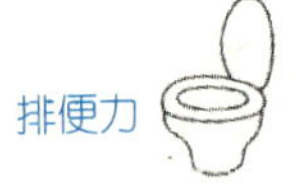

让排便更顺畅的仰卧起上体锻炼

①仰卧，双手交叉置于头后（有腰痛者请避开木质地板等较硬的地面，以免加重腰部负担）。

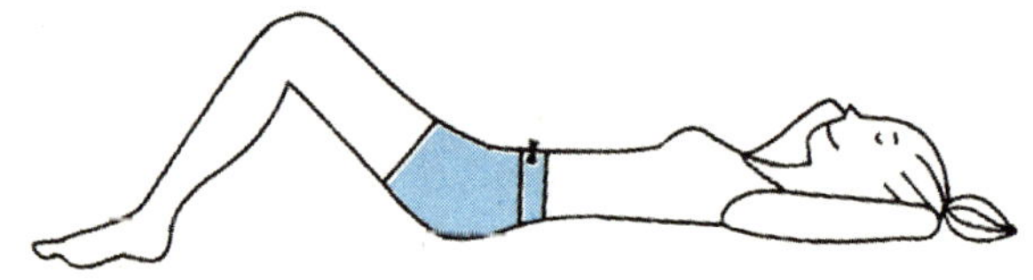

②缓缓起上体，直到看见肚脐，默数8秒后再慢慢躺下。重复这个步骤10次。

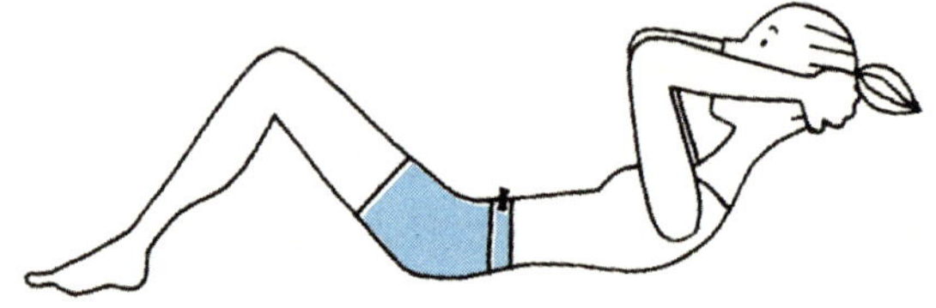

第4章

摆脱泻药依赖性和泻药减量计划

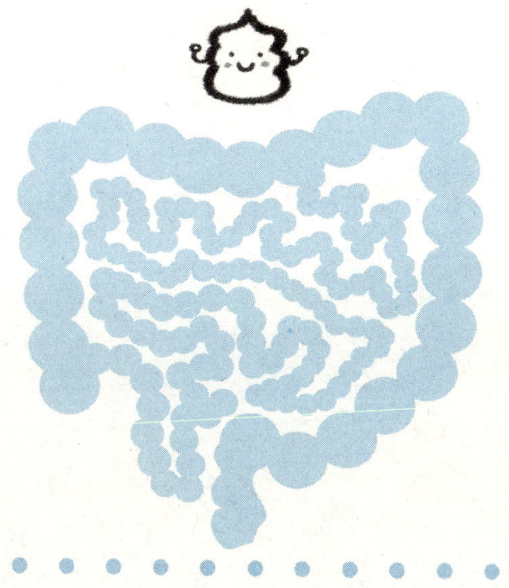

断绝泻药的恶性循环

完全丧失排便力的状态

本章将针对重度以上的便秘患者提供适当的解决对策。

每天服用泻药超过1年以上，会使便意逐渐消失，最后导致便意完全丧失。

如果演变成这种情况真的很糟。这样与其说是排便力衰退，不如说是“完全丧失”。在这样的状态下，即使粪便到了下腹部附近，也不会产生便意，自然无法排便，而下腹胀的症状会越来越严重。因此，为了排便及消除腹胀的不适，必须服用药效更强或剂量更多的泻药。若已到了这种程度，想停止服用泻药恐怕很困难。有些人因为突然停止服用泻药而变得完全无法排便，且因无法排便而感到

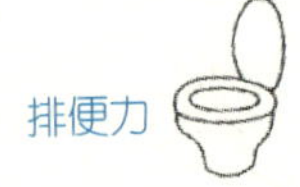

不安，进而出现忧郁症症状。

怎么做才能终结这样的恶性循环，彻底摆脱泻药依赖性呢？其实关于这方面，目前仍无医学书籍或医学教科书提及。而一般市面上关于便秘的书也没有相关介绍。因此，当初我也是费了一番工夫才摸索出如何进行治疗的。

不知不觉中，恍然意识到自己已经治疗过将近1万名便秘患者。我从中找出治疗便秘的关键，即如何重获失去的排便力。后文将有进一步说明。

确切了解便秘的原因

泻药依赖性的类型很多，有些人虽然长期服用泻药，但只限于迫不得已的时候服用，有些人则是每天大量服用。如果只是轻度便秘，一般通过肠内调整计划，或采用本章介绍的在家中实行的泻药减量计划，便可获得改善。不过，去医院就诊可以找出便秘的真正原因，这是治疗的基础。后文将会举出我的实际治疗及问诊经验，方便各位了解。

首先，为了正确把握泻药依赖性的原因，提供患者适合的治疗，问诊时必定会问到下述几点：

①服用过的泻药种类

②泻药的服用量

③饮食习惯（一天吃几餐、饮食的内容等）

④有无偏食

⑤服用泻药的时间

⑥是否动过腹部的手术

⑦有无便意

⑧有无其他疾病或动过腹腔手术的经历

⑨性别差异（以女性来说，是否有经前期综合征等）

虽然第2章已有“泻药依赖症检测表”可自行检测，但接受医生问诊时，可从泻药的种类、用量、服用期间（①②⑤）来了解依赖泻药的程度，并预估罹患结肠黑色素沉着病的可能性（必要时会使用结肠内镜做更详细的检查）。

至于⑧则是因为，服用抗抑郁药等药物导致便秘恶化的情况也不在少数。此外，动过开腹腔手术的人，可能因为术后肠粘连引发便秘。有肛门疾病的人，也可能因为肛门功能的恶化导致便秘。这些情况通过问诊便可加以确认。

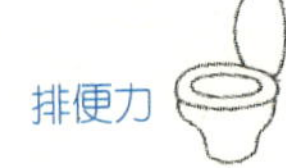

3种药物配伍使用，使便意恢复

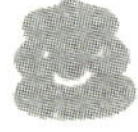

重获便意的药物

对完全丧失排便力的重度泻药依赖性患者而言，突然要求他们停止用药是很困难的事。因此，只要正确地配伍用药搭配，可以恢复肠道功能，恢复便意。以下是我常用的三种药剂。

- 氧化镁
- 肛门栓剂
- 防风通圣散

为什么我会选择这3种药剂呢？以下是简单的说明。

◆氧化镁

氧化镁是盐类泻药的一种，可促进肠内水分的吸收，使肠内的内容物（粪便）体积增加，促进排便。

氧化镁的主要成分“镁”是一种矿物质。卤水、岩盐及矿泉水等食物都含有镁。

经口摄取的镁25%～60%会被身体吸收。虽然小肠与大肠都会吸收镁，但主要是被小肠中的空肠及回肠吸收，而小肠下部（接近大肠处）和结肠吸收的量就很少。没有被吸收的镁会引导水分被肠内的内容物吸收，软化粪便。

氧化镁就是用镁制成的药物。

氧化镁的作用是让水分保留在结肠的内容物中。因此，大量摄取氧化镁会排出较软或较松散的粪便。

如果乙状结肠许多块状粪便滞留，粪便会变得干硬，堵塞肠道，使腹部气体不易排出，因而产生腹胀症状。氧化镁因为有软便的效果，服用后可帮助排出腹内的气体。

氧化镁早在1869年就已进入日本，之后更被长期使用，安全性值得信赖（肾功能障碍患者服用后易残留在体内，须慎用）。

氧化镁除了可由医生开的处方取得，也可在一般药店购买含相同成分的药物。

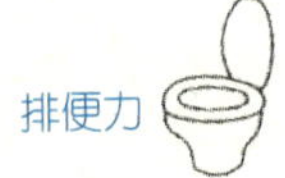

◆新Lecicarbon栓剂

这种栓剂源自德国，于1935年制成，是一种治疗便秘的药物。

其成分为碳酸氢钠及无水磷酸氢钠。将栓剂塞入直肠，待胶囊溶解后产生二氧化碳，达到促进排便的作用。这种栓剂用来促进便意、改善直肠反射相当适合。

1932年，Wiener Reiner医院的卡尔·格拉斯诺（Karl Glassner）博士在其论文中，曾提到慢性便秘与直肠反射的关系。

“目前大部分都认为习惯性便秘是因为大肠运动障碍所致。发生障碍的原因可能是大肠运动变缓慢，或因弯曲部的屈曲使直肠或肛门停滞。而这些又是因为排便受到抑制，缺乏排便刺激的反应。”

由上述可知，70多年前就已经发现直肠反射对便秘的重要性。

此外，格拉斯诺博士也提到“便意是在粪便进入直肠内时产生”，强调排便时便意的重要性。且进一步证明利用栓剂的二氧化碳刺激直肠黏膜，可引起直肠反射，促进排便。同时还证明了一旦失去便意，粪便会滞留在直肠前端，使腹部的气体难以排出。因此，对丧失直肠反射的便秘患者来说，使用可产生二氧化碳、引起直肠反射的栓剂，效果颇佳。

虽然当时并未留下使用栓剂可让丧失的便意改善至何种程度的资料记载，但可以知道的是，那就是肛门栓剂的前身。

◆防风通圣散

在第064页就已介绍过“防风通圣散”这帖中药方剂。

其成分包括：滑石、黄芩、甘草、桔梗、石膏、白术等18种中药。

虽然这18种中药中包含了蒽醌类泻药成分之一的大黄，但含量并不多。

与其他泻药相比，防风通圣散每次服用量的大黄含量最少，却仍具有极佳的药效。

这应该是和芒硝、黄芩、栀子、生姜等可对消化道发挥药理作用的8种中药有极大的关系。

以芒硝为例，它是盐类泻药的一种，就药理成分来看，也属于小肠刺激性泻药。而黄芩可改善恶心、呕吐及腹泻症状，生姜则有促进肠道蠕动的效果。

以前，我曾让慢性便秘患者服用2周的防风通圣散（1天服用7.5克的药粉）并追踪疗效。结果显示，97位被诊断出有结肠黑色素沉着病的慢性便秘患者中，七成都得到

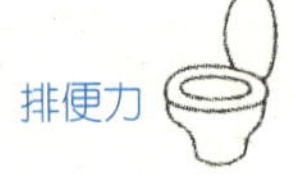

防风通圣散的成分

成分（所含的生药）	对消化道的主要作用
黄芩	增加肠道血流，缓泻作用（可产生轻度腹泻）
甘草	舒缓平滑肌
桔梗	
石膏	
白术	
大黄	泻泄作用（清除肠道的内容物）
荆芥	
栀子	（泻泄作用）
芍药	
川芎	镇痛作用，增加肠道血流
当归	弛缓肌肉
薄荷	镇痉作用（抑制痉挛），运动抑制作用
防风	
麻黄	
连翘	
生姜	刺激肠道蠕动
滑石	
芒硝	缓泻作用

了改善。

以上3种就是治疗慢性便秘的基本药物。

恢复排便力的三大关键

有泻药依赖性的人程度各不同，但基本上都有以下3种问题。能否顺利恢复排便力就取决于这三大关键。

◆大肠（特别是结肠）功能衰退

多数有泻药依赖性的人，原本就有因长期便秘而导致肠道功能恶化的情况。在这样的状态下，如果长期服用以番泻叶、大黄、芦荟等主要成分的蒽醌类泻药，将可能引发结肠黑色素沉着病（请参阅第058页），使肠道变得更加无力。

◆食物纤维摄取量不足

在有泻药依赖性患者中，年轻女性占了极高的比例，大部分是因为减肥而导致便秘。

不少女性为了变瘦，每天都不吃早餐，只吃2餐，甚至1餐。这样，摄取的食物纤维是明显不足。

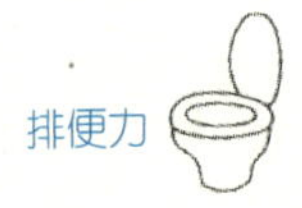

治疗重度便秘的3种基本药剂

氧化镁	氧化镁是一种盐类泻药，它可促进肠内水分的吸收，增加肠内粪便的体积，促进排便。氧化镁的主要成分“镁”是一种矿物质（盐卤、岩盐及矿泉水等都是含镁的食物）。镁制成药物后就是氧化镁。除了可由医生开的处方取得，也可在一般药店购买到含相同成分的药物。
新Lecicarbon栓剂	治疗便秘的栓剂，其成分为碳酸氢钠及无水磷酸氢钠。将栓剂塞入直肠，待胶囊溶解后产生二氧化碳，达到促进排便的作用。除了可由医生开的处方取得，也可到一般药店购买相同成分的药物。
防风通圣散	这是常被用来治疗便秘的中药方剂。其成分包括滑石、黄芩、甘草、桔梗、石膏、白术共18种中药。 虽然18种中药中包含了蒽醌类泻药成分之一的大黄，但含量非常少。且因含有芒硝、黄芩、栀子、生姜等可对消化道发挥药理作用的多种中药，故即使大黄含量不多仍颇具药效。

（资料提供：松生诊所）

◆**丧失便意**

长期服用泻药，或抑制便意，强忍不去厕所，久而久之就会丧失便意。

换言之，只要解决上述这3个问题，便可自然排便，摆脱泻药依赖性。

轻度便秘者也会遇到这3个问题，有泻药依赖性的人情况会更加严重。因此，为了解决问题，除了均衡进食三餐外，通过药物治疗等方法活增强道功能也是必要对策。最终的目的是要恢复胃—结肠反射，产生自然的便意。

当然，治疗期间也会因人而异。基本上我的做法是先拟订治疗计划，让患者在开始接受治疗后，6～12个月内可实现目标。不过，也有人在更短的时间内就成功摆脱了泻药。若是泻药服用量较多或服用期间较长的人，所需的治疗时间也会相对延长。

然而，目前一般医院对依赖泻药的便秘患者过于疏忽，为了缓解病患的腹痛或排便困难，随便增加泻药的剂量或种类。

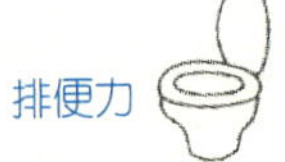

向泻药说再见

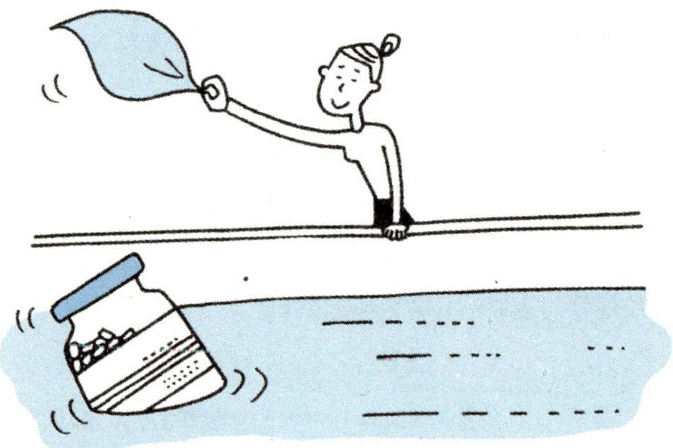

摆脱泻药依赖性需要时间与耐性。
请保持坚强的意志力，告诉自己：
“要提高排便力，不依靠泻药。”

“只要排出宿便就好了”是错误的观念。如前文多次提及，如果不进行恢复肠道功能和便意的治疗，就不是根本的治疗。也就是说，面对有泻药依赖性的便秘患者，只增加药量是不合理的，从某种意义上说，必须进行减少药量的治疗。

如果是轻度的泻药依赖性，到药店购买药物（市售药物），同时进行食疗，治愈的可能性很高。因为即便是轻度泻药依赖性患者，也必须首先确诊大肠有无病变，所以请去便秘门诊就诊。

接下来，将针对有泻药依赖性的患者，根据不同程度详细介绍适合的应对方法。

在进入本文前，请先通过第048页的“泻药依赖性检测表”了解你对泻药的依赖程度。若检测的结果显示你尚未有泻药依赖性，请先采用第3章介绍的饮食疗法及运动疗法。

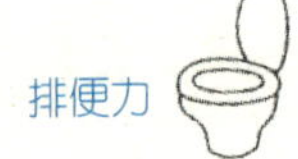

摆脱泻药依赖性的泻药减量计划【轻度篇】

轻度者可在家进行治疗

若你是泻药用量稍微超过规定用量的轻度泻药依赖性患者，则可自行在家进行减量治疗。在进行治疗前，请先做好以下事前准备。

不少有泻药依赖性的重症便秘者，都是由于长期不良生活习惯或生活、工作压力累积的环境所致。因此，想立即改善确实不易。除了要做好心理准备，也要保持坚强的意志力，告诉自己“要提高排便力，绝不再依靠泻药”。

如果做完第048页的检测后，结果显示为“中度以上”，就得到医院接受治疗。请在医生的指导下进行泻药减量至戒断泻药的治疗。在家中进行治疗的患者只要进行

第3章介绍的肠内调整计划及肠内清洁维持法（食疗加运动），请勿自行进行泻药减量。有中度以上泻药依赖性的患者，如果自行进行，往往会导致排便困难。

泻药减量计划的事前准备

首先，请先确认以下的①~④。

①确认泻药的成分

请参考第061页的泻药种类表，确认平时服用的泻药属于哪种类型。特别要注意的是，服用的泻药中是否含有番泻叶、芦荟、大黄等成分。

②记录下1周的泻药服用量

1周共服用了几次，或每次是否超过1天的正常服用量。如果有“便秘就吃药”的习惯，通过这个步骤可帮助了解自己目前的泻药依赖性状态。

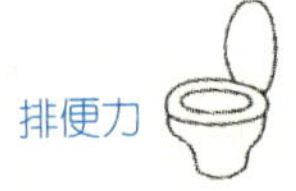

③记录1周的食谱

记录1周内每天大概吃了什么。请利用第136页至第137页的饮食内容记录表，量不必非常精准。

记录的重点除了食谱，还有食材。例如，像猪肉酱汤，虽不必连豆酱和高汤都写进去，但要写出配料。

此外，再将蔬菜、水果等富含食物纤维泻药的食物圈出来。如果圈起来的数量太少，之后进行泻药减量计划或治疗时便可将饮食置于重要的位置。

④确认不服用泻药是否不能排便

确认完①～③之后，请先暂停服用泻药1次，看看自己是否真的不服用泻药就不能排便或没有便意。早餐后肠道蠕动会变活跃，也较容易产生便意，这是最方便确认的时间。若因为暂停服用泻药而感到不安的话，也不必勉强自己。

在家进行“泻药减量计划”的事前准备

①确认泻药的成分

请参考第061页的泻药种类表，确认平时服用的泻药属于哪一类型。特别要注意，服用的泻药中是否含有番泻叶、芦荟、大黄等成分。

②记录1周的泻药服用量

1周共服用几次，或每次是否超过正常服用量。

③记录出1周的食谱

试着记录1周内每天大概吃了些什么。确认有无偏食，食物纤维的摄取量是否足够。

④确认不服用泻药是否不能排便

确认完①～③之后，请先暂停服用泻药，确认自己是否不服用泻药就不能排便或没有便意。不过若因暂停服用泻药而感到不安的话，也不必勉强自己。

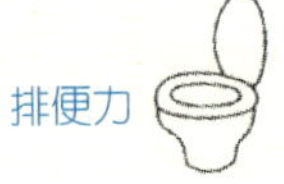

不进行节食减肥法

开始进行泻药减量计划吧。不过，有两点要先提醒各位注意。

如果目前正在进行不吃早餐或不吃碳水化合物的节食减肥，请先暂时停止。不过控制零食或甜点的减肥法，就没关系。建议采用运动减肥法。

这是为了防止食物纤维的摄取不足。不过，想继续进行减少食量的减肥法，请参见第090页的一览表，参考各食物的F・I值，以避免膳食纤维不足。

另外，虽然在事前准备阶段曾请各位暂停服用泻药，但开始进行泻药减量计划后就没有停用的必要。如果一开始就强迫自己完全不服用泻药，反而会导致精神紧张，排便也会变得不顺利。因为是为了减少平时服用的泻药，所以起初可照常服用泻药，然后逐渐减少药量。

节食减肥是改善便秘的大敌

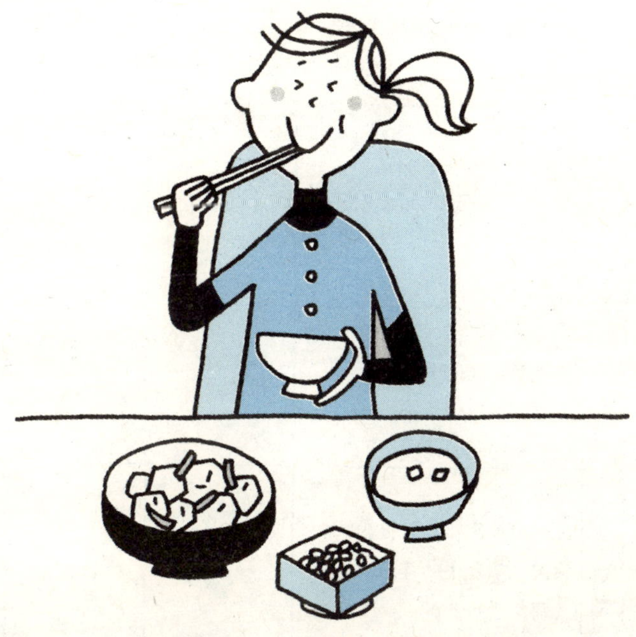

治疗便秘时，仍想继续减肥的话，建议均衡摄取三餐，采用运动减肥。

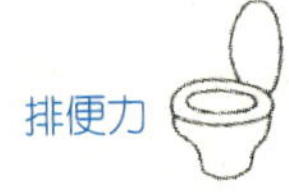

1周的食谱记录表

（请将本页放大影印后使用）

饮食习惯对便秘的恶化与改善都会产生极大的影响。记录1周的食谱，也许你能从中找出摆脱泻药依赖症的线索。

	参考范例	第1天	第2天
早餐	酸奶 沙拉（花椰菜、番茄、莴苣） 吐司1片 玉米浓汤		
午餐	奶油菠菜意大利面 （培根、菠菜） 温蔬菜沙拉（芦笋、 白色花椰菜、胡萝卜）		
晚餐	白饭 马铃薯炖肉（马铃薯、 猪肉、胡萝卜、洋葱、 蒟蒻丝） 豆酱汤（海带加豆皮） 凉拌豆腐		
点心・消夜	铜锣烧1个 Pocky饼干棒1/2盒		

除了菜谱，也要写出使用的食物，并将蔬菜、水果等富含食物纤维谱的食物圈出来。

第3天	第4天	第5天	第6天	第7天

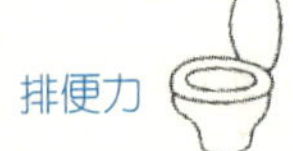

早餐是摄取食物纤维的重要机会

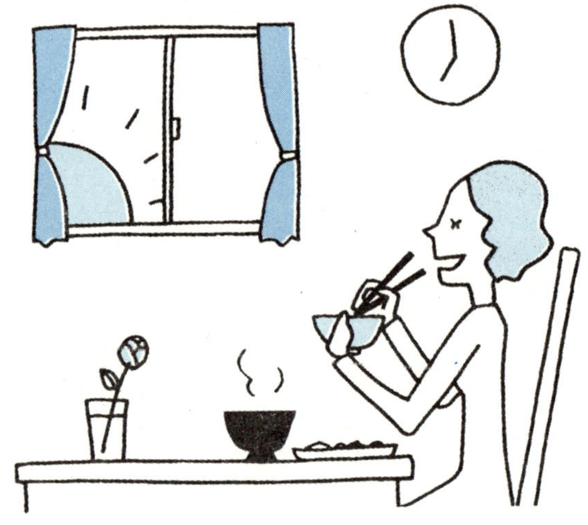

多数有泻药依赖性者都有不吃早餐的习惯。

如果不吃早餐，就会减少摄入每日必需摄取的食物纤维量的1/3。

在家进行泻药减量计划的六大步骤

①饮食疗法：肠内调整计划+肠内清洁维持法

结束1周的肠内调整计划（请参阅第076页）后，接着进行肠内清洁维持法（将肠内调整时摄取的食物加到每天的三餐中）。

多数有泻药依赖性患者都有不吃早餐的习惯，这点必须改正，早餐一定要吃！如果不吃早餐，就会减少摄入每日必需摄取的食物纤维量的1/3。

另外，趁着早餐时间尽可能多地摄取橄榄油。因为橄榄油有刺激肠道的作用，加速小肠蠕动，促进排便。在面包上涂橄榄油是不错的方法。

洗澡后也可饮用添加食物纤维的饮品。除了第081页介绍的自制禁食期饮品，市售的含食物纤维饮料也可以。通常我会推荐没时间做禁食饮品的患者饮用含葡聚糖成分的饮品。除了食物纤维饮品，摄取充足的水分也很重要。

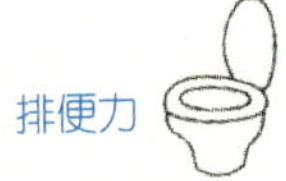

利用喷淋马桶促进便意产生

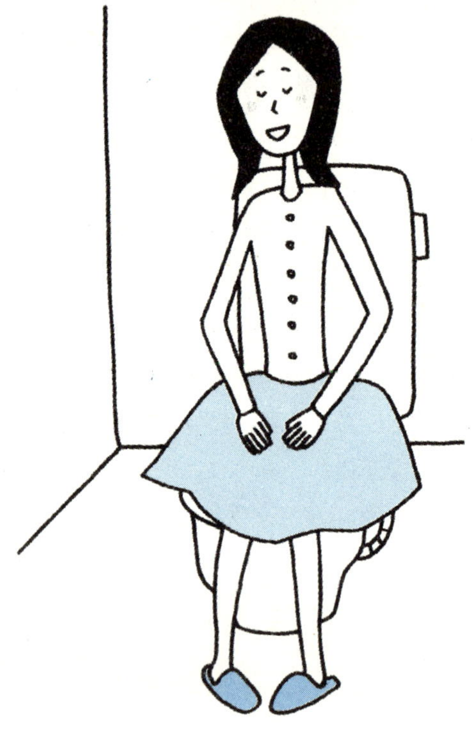

利用喷淋马桶刺激肛门是恢复便意的方法之一。

但为了预防感染避免发炎，请勿使用过度。

②利用喷淋马桶刺激肛门

虽然对生活中没有喷淋马桶的人来说很不方便，可是喷淋马桶确实有刺激肛门的效果。

喷淋马桶是促进便意产生的有效方法。利用喷淋马桶的水刺激肛门，每次30~60秒，每天可进行1~3次。如果使用过度，可能会引起肛门周围的皮肤炎。此外，由于不同厂牌的喷淋马桶水压不同，请各位自行调整，至感到疼痛的水压即可。

③运动与按摩

请参考第107页介绍的肠道按摩、盆浴肠道按摩及竞走，并积极实行。如前项所述，运动和按摩可提高肠道功能，使排便、排气更加顺畅。

④服用氧化镁，软化粪便、促进排气

采用①~③的方法，排便力自然会提高，排便也会变得较顺畅。

只依靠饮食和喷淋马桶而感到效果不满意时，建议可服用市售的氧化镁剂。

氧化镁可让水分保留在结肠的内容物中，达到软便作用。肠道内滞留的硬便排出，排气也会比较顺利。如此一

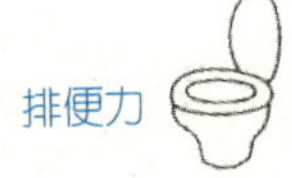

来，腹胀消失，这对患者来说很重要。

因为便秘无法排气，有腹痛、腹胀的症状，症状严重者无法正常生活。实际上，比起不能排便，不能排气的感觉更加痛苦。不少人就是因此而服用泻药。只要能改善这种状况，患者就能得到很大满足。对于摆脱泻药依赖症，自然也会产生积极的态度。

另外，服用氧化镁剂时，请务必遵循各厂商说明书上规定的用法、用量。如果服用量过多，会对肾脏、肠道造成负担（若服用氧化镁后情况仍未改善，则有可能便秘已经是中度以上的程度。请参阅第151页）。

⑤减少现在服用的泻药

通过采用上述方法，相信排便力已在逐渐恢复中。特别是服用氧化镁，应该使排便比平常更加顺畅。

接下来，请试着减少目前服用的泻药用量，先从每天减少1粒开始。

同时，继续进行①～④的方法，观察情况。此时在饮食方面无须进行1周的肠内调整计划，只要实行肠内清洁维持法即可。

如果因为减少泻药用量导致粪便变硬或排便困难，可以恢复原来的泻药用量。这么一来就不会感到有压力，自然可减少泻药用量。当然，也别忘了继续进行食疗、运动及服用氧化镁。边观察自己的身体状况和排便情况，边减少药量。

不过，情况改善者也别急着立刻停止用药，应逐渐减少用药量。

由于每个人服用的泻药种类与用量不同，所以产生疗效的时间开始也会不同。开始进行泻药减量的时间，从开始肠内调整计划的第2至第4周开始。要想成功摆脱泻药依赖性，切勿操之过急。

⑥使用栓剂产生便意

开始进行泻药减量后，为了促进便意的产生，建议配合使用栓剂。栓剂可在一般药店购得。

如前所述，栓剂的有效成分二氧化碳会使直肠膨胀，直肠壁伸展，产生直肠反射，引起便意，使粪便排出。

而且栓剂可进入粪便离肛门最近的乙状结肠内，所以效果极佳。假如粪便已在乙状结肠内，只要使用栓剂便可产生直肠反射，就能顺利排便。

完全丧失便意的人，刚开始使用栓剂或许无法产生直肠反射（感受不到便意），但慢慢地就会恢复。便意尚未消失的人，使用栓剂就可产生较强烈的便意。

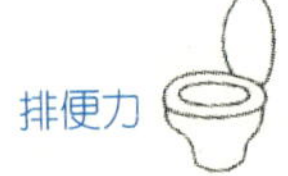

利用栓剂产生便意

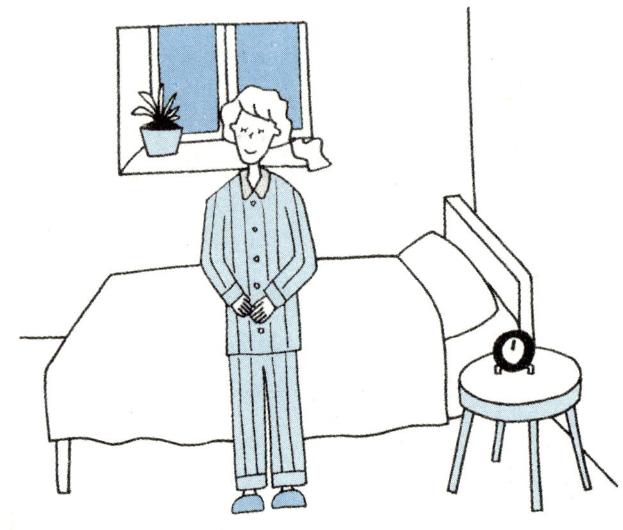

将栓剂塞入肛门，待胶囊溶解后产生二氧化碳，二氧化碳会刺激肠道，产生便意。

乙状结肠内没有粪便，在直肠内置入栓剂也不能排便，但多少可刺激直肠壁伸展，成为恢复便意的训练。这个训练相当重要，即使乙状结肠内没有粪便也没关系。

多数便秘者肠内的气体聚积，气体从乙状结肠移动到降结肠，便会引起腹胀。不过，使用栓剂后，滞留在乙状结肠内的粪便被排出，气体也会跟着一起排出体外。

置入栓剂后先忍耐5～6分钟，然后试着用力排气。只要多做几次，当粪便从乙状结肠进入直肠后，自然就会产生便意。

此外，建议在早餐后1小时及睡前2小时使用栓剂，其实使用1次即可。由于早上人们时间紧张，所以可利用睡前的时间（睡前2小时）使用栓剂。

每天使用栓剂2次，无论早晚或次数，首先会出现的变化就是：粪便进入乙状结肠增加。使用栓剂不但能进行直肠反射的训练，也能促进排便，真可说是一举两得。

恢复便意后的控制法

配合使用栓剂后，慢慢就能恢复自然的便意。基本

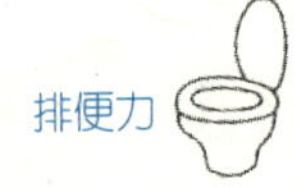

上，用餐时当食物进入胃时，小肠蠕动，结肠也会开始蠕动。若此时直肠内充满粪便，就会引起直肠反射，产生“想要排便”的感觉。这就是恢复自然便意的证据。

就算3～5次的排便中只有一次感受到便意也不要介意，这已是很明显的“痊愈征兆”。

若在此时停止使用栓剂，就无法完全恢复自然的便意。如果这时停止使用栓剂，就很可能退回到原来的状态，所以请至少持续使用3个月。

此外，在这段时间要继续进行基本的饮食疗法（肠内清洁维持法）与运动，就会发现之前服用的泻药已开始随着减量变得没必要再服用。最后，因为食疗的效果发挥作用，就算不服用氧化镁，粪便也不再像以往那么硬，即使不使用栓剂也能产生便意。

不必要求自己做到“完全停止服药”的状态。重点是让自己不再过使用蒽醌类泻药的生活。

培养基本排便力，在情况恶化时，一边服用氧化镁一边以积极的心态正视便秘问题。

在家进行泻药减量计划的重点

①饮食疗法：肠内调整计划＋肠内清洁维持法
②辅助疗法（促进便意产生）：喷淋马桶
③辅助疗法（综合性提高排便力）：运动和按摩
④药物（软便作用）：服用氧化镁剂
⑤药物（促进便意）：每天使用肛门栓剂1～2次

想成功摆脱泻药依赖性，切勿操之过急。不过当你发现身体状况变差，排便情况明显恶化时，请勿自行判断，应及时去医院接受专业医生的治疗。

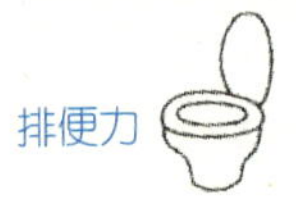

在家进行泻药减量计划的基本流程

	饮食疗法	辅助疗法	药物	蒽醌类泻药的减量
第1天	1周肠内调整计划	运动与按摩		
第1周	肠内清洁维持法 水分、乳酸杆菌活菌制剂、食物纤维、橄榄油、寡糖、镁、维生素C等。积极摄取肠道食疗的食物	利用喷淋马桶刺激肛门 每天2~3次	氧化镁 当饮食疗法及辅助疗法都没有产生效果时，再来服用镁剂	照常服用即可
第2~第4周后			促进便意产生的栓剂 [每天使用肛门栓剂2次]	减少1粒目前服用的蒽醌类泻药 持续进行食疗，辅助疗法并搭配合药剂，观察情况、慢慢减量

培养基本的“排便力”

不必要求自己做到完全停止服药。将目标设定为不使用蒽醌类泻药，视情况可服用氧化镁协助排便，以积极的心态正视便秘的问题。

病例1

在家进行泻药依赖性治疗的26岁女性

26岁的上班族H小姐从学生时代开始就有便秘。起初，她只是偶尔服用蒽醌类泻药，随着工作变得忙碌，服用泻药的次数变得越来越多。如果不服用泻药就无法排便，且有持续1～2天的腹胀症状。

因此，H小姐的泻药用量逐渐增加，每天都得吃上5粒（1天的用药量为3粒）。后来，她通过朋友的介绍到我的诊所接受治疗。

我向H小姐提出在家进行泻药减量计划的建议。

在她准备开始进行减量前，我特别注意到她的饮食。H小姐几乎不吃早餐。

所以，我告诉她进行饮食疗法时要将每天必吃早餐列为首要目标，并为她设定用橄榄油涂黑麦面包搭配酸奶的早餐。另外，还加入运动及按摩等辅助疗法。

不过H小姐表示，虽然排出的便比以前软，但她还是没怎么感觉到便意，而且腹胀的症状也没有改善。

于是，我让她使用肛门栓剂，在早餐后1小时后使用。

至于食疗方面，我建议她多饮用添加食物纤维的饮品或富含镁量的矿泉水。

后来，腹胀的症状果然慢慢得到了改善，便意也逐渐恢复。然后，我才让她开始减少泻药的用量（1个月减少1粒）。

大概6个月后，H小姐已经几乎不再需要服用泻药。而且即使不使用栓剂，早餐后30分钟至1小时内也会产生自然的便意。

摆脱泻药依赖性的泻药减量计划【中度篇】

中度以上的泻药依赖性患者的治疗重点是药物疗法

如果是中度以上的泻药依赖性患者，务必在医生的协助下进行泻药减量治疗。若自行判断进行减量，很有可能会变得完全无法排便。

这里介绍的方法是我在诊所里指导患者的方法。因此各位无法在家进行，关于这点还请多多谅解。

顺便一提，中度以上的泻药依赖性患者在饮食疗法、利用喷淋马桶刺激肛门、运动与按摩等生活习惯上并无太大改变，最大的不同是要积极地进行药物疗法。

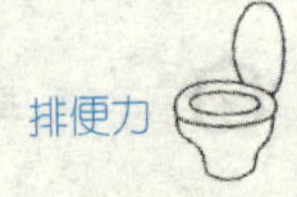

◆**泻药减量计划的重点（中度）**

①饮食疗法：肠内调整计划+肠内清洁维持法

②辅助疗法（促进便意产生）：喷淋马桶

③辅助疗法（综合性提高排便力）：运动与按摩

④药物（软便作用）：服用氧化镁剂

⑤药物（促进便意）：每天使用栓剂1～2次

许多中度泻药依赖性患者因为长期服用蒽醌类泻药，都患有结肠黑色素沉着病，因此导致肠道功能障碍。

中度者的粪便比轻度者更硬，腹胀症状的情况也更严重，每到下午就会感到剧烈的腹胀。有些人甚至会因为腹胀压迫胃部而食欲减退。所以，如果突然停止服用蒽醌类泻药会无法顺利排便，反而会导致腹胀、腹痛。因此，逐渐减少蒽醌类泻药的用量是最理想的方式。

治疗上也和轻度一样，服用氧化镁剂并配合使用栓剂。

氧化镁剂的用量是每天2克。若服用后还是无法排便，则可服用以前的泻药。

如果服用后排出软便，则可试着减少蒽醌类泻药的用量10%～50%。不过，为避免造成患者不安，我会事先提醒患者，若减量后出现粪便变硬或排便困难等症状恶化，可恢复至原来的用药量。

不能减少泻药，追加中药方剂

如果氧化镁剂与蒽醌类泻药配合使用仍无法排便（无法不服用泻药）时，可再追加使用防风通圣散，每天5～7.5克。

遇到需要加药的情况，除了药效要够强，必须选择不易引起结肠黑色素沉着症且不良反应极少的药物。防风通圣散就很符合这个条件。

服用防风通圣散后，排便会变得顺畅，摆脱蒽醌类泻药的可能性也会提高。

此外，当症状逐渐好转时，可逐渐减少防风通圣散的用量。

中度泻药依赖性患者即使能减少泻药用量，但恢复便意还需要一段时间。如果没有恢复便意，就不能完全摆脱泻药依赖性，自然也无法培养排便力，又会回到原来的状态。

一般而言，多数的中度泻药依赖性患者在开始治疗6个月后，就会慢慢恢复便意。

不过，有些患者使用了栓剂没有明显的效果。因此，开始放弃使用栓剂，中断治疗。因为“没有反应”就停止使用栓剂，只会产生反效果。无论如何请坚持到底，不要

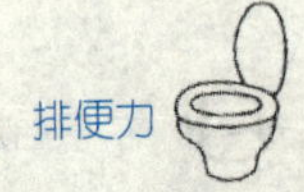

轻易放弃。

一旦恢复自然的便意，利用氧化镁剂软化粪便，使粪便进入直肠并顺利排出。趁着便意，粪便会顺利地、自然地排出。

这才是恢复排便力的根本治疗方法。

摆脱泻药依赖性的泻药减量计划【重度篇】

伴有心理问题的重度依赖性患者

最后要介绍的是重度泻药依赖性的治疗方法。

这类型的人每天都要吃数十粒甚至更大量的泻药。对于这类型的患者，目前我也正在摸索更有效的治疗方法。由于这类型的人多伴有心理问题，所以要汇整出统一的治疗法并不容易。

基本上，重度患者可分为两大类型。一种是因为“腹胀，排便困难”感到很痛苦，只好不断增加泻药用量。

当中，也包括觉得“小腹胀，很难看”、“腹部凸出，被人看到不好意思”的人。另外，还有人会因为“没有排便就感到不安”而增加泻药的用量。

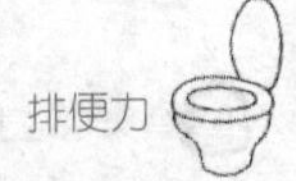

另一种就是所谓“进食障碍”（厌食症及贪食症）。

所谓的进食障碍，即厌食症与贪食症的总称。因为患者本身极端的饮食控制或过量的进食，导致身体健康出现各种疾病。

厌食症患者因为极端节制饮食，使体重明显低于正常标准，并出现闭经。另外，不少患有厌食症或贪食症的人常会在短时间内暴饮暴食，再以不当的方法，如用手指催吐或乱服泻药排出进食的食物。

结果，造成体内钾等电解质（血中的盐类）丢失而引起心律失常，或因营养失调而患感染、贫血、肌萎缩（肌肉萎缩、退化的状态）、骨质疏松症（骨头出现许多缝隙）等严重的疾病。此外，患有进食障碍者也会出现忧郁症、自残行为或酒精性精神障碍。

不少年轻女性有轻微厌食症的倾向，一般都认为是减肥所致。但根本的原因多半是出在亲子问题上（特别是母亲与女儿之间）。

如前所述，进食障碍与泻药依赖性之间的关联是——为了将吃进去的食物排出而滥用泻药。因此有进食障碍的人消化功能会变差，也就是说，因为肠胃功能变差，更容易引起便秘。

依我过去门诊的经验，这两种重度的类型中，有进食

坚持治疗，重度泻药依赖性就能得到改善

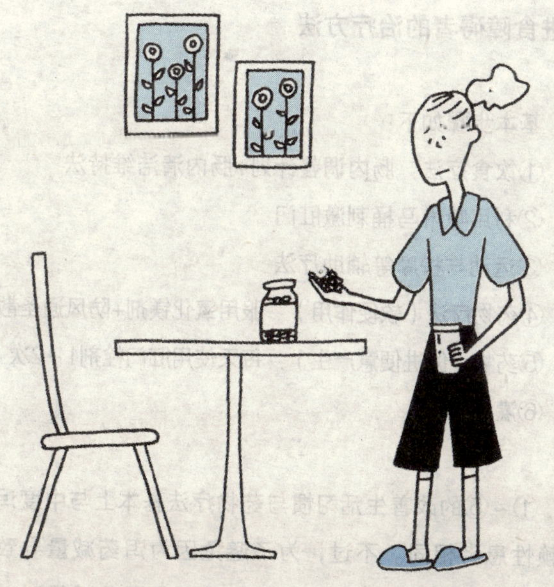

“无法摆脱泻药”的重度泻药依赖性患者，因为伴有心理问题，所以治疗非常困难。必须坚持治疗才能获得疗效。

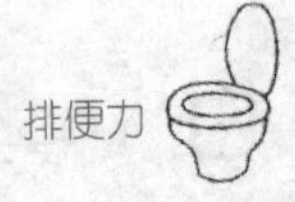

障碍的人比较难治疗。不过，只要坚持治疗，必定能得到改善。

无进食障碍者的治疗方法

基本步骤如下：

①饮食疗法：肠内调整计划+肠内清洁维持法

②利用喷淋马桶刺激肛门

③运动与按摩等辅助疗法

④药物疗法（软便作用）：服用氧化镁剂+防风通圣散

⑤药物（促进便意产生）：每天使用肛门栓剂1～2次

⑥灌肠

①～⑤的改善生活习惯与药物疗法基本上与中度泻药依赖性患者相同。不过，为了避免因为泻药减量导致腹胀，减量就必须更慢一点。进行蒽醌类泻药减量时，如果出现些轻微的腹胀、排便困难或不安，可以恢复原来的用量。

有些患者诉说，进行泻药减量后，如果第二天不能排便，首先会感到非常不安。因此，我会事先告诉他们，如果无法排便或出现腹胀等症状，可将药量恢复至原来的用量。消除患者的不安情绪，需要较长时间，但蒽醌类泻药减量会顺利进行。

因为腹胀感而感到十分痛苦的患者，可进行每周1～2次的灌肠。灌肠是将管子插入肛门，利用温水的水压促进排便及排气的方法。进行灌肠后，腹部会暂时感觉舒畅。

一般来说，灌肠法只适用于剧烈腹胀、排便困难的患者。我认为每周做1次灌肠即可，不过重症便秘患者可进行每周数次灌肠。灌肠与其说是促进排便，不如说主要是为患者减轻腹胀的痛苦。但是，养成经常灌肠的习惯后，会导致不灌肠不能排便，所以不能过度使用。灌肠必须慎用。

之前诊疗的患者中，有位患者每天最多服用80粒蒽醌类泻药，经过2年的时间，成功地将药量减少至每天10粒。虽然现在偶尔会出现腹胀，但已不再感到排便困难。我想再过五六个月，该患者就能摆脱蒽醌类泻药。

伴有进食障碍者的治疗方法

伴有进食障碍时，困为很难控制饮食，所以不能进行肠内调整计划及肠内清洁维持法。

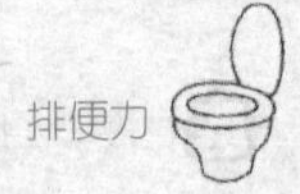

有些人因为进食固态食物出现腹胀，或排斥饮食，所以只吃流食；或是每到下午就出现剧烈的腹胀，就算想进食也没办法。甚至有些病患因此消瘦到只有30多千克，身体状况严重失调，处于非常危险的状态。

如果进食障碍导致消瘦，也会间接引起胃肠蠕动障碍，所以腹胀越来越强烈。

演变至此，光靠药物治疗已无法获得改善，必须接受专业医生的指导，进行心理治疗及行为治疗，并给予肠内营养药（如安素）治疗。

进行心理治疗、行为治疗后再开始药物治疗。不过，有些患者会要求先进行药物治疗，关于这点后文会另外说明。

基本上，我会让患者服用氧化镁剂，用量与先前的情况相同，都是从2克开始。如果停止服用过去服用的泻药，会使不安感增强。因此，泻药减量必须得到患者本人同意后才能进行。反之，当患者提出增加泻药量的要求时，我也会给予不良反应较小的泻药。

此外，为减轻腹部膨胀的不适感，我会依患者的期望进行灌肠（每周1次或数次）。因为这类型患者最常令他们感到痛苦的便是腹胀，只要解决了这个问题，患者面对泻药减量治疗的态度就会变得更积极。

另外，为了恢复便意，可使用肛门栓剂。在身体状况可接受的范围内，配合使用喷淋马桶刺激肛门，或进行按摩等辅助疗法。

饮食疗法方面，刚开始请积极进食含水溶性食物纤维的流物与饮料水。

等到产生一定的效果后，再开始均衡摄取蛋白质、脂质及糖类。摄取营养特别重要。

因为进食障碍导致营养不良，将使肌肉逐渐萎缩。因此，必须积极摄取含支链氨基酸（BCAA）的食物。支链氨基酸是指缬氨酸、亮氨酸、亮氨酸这3种氨基酸。

肌肉的主要成分是蛋白质。构成蛋白质的氨基酸共有20种，其中9种是我们人体内无法合成的必需氨基酸。必需氨基酸中占40%的重要氨基酸就是支链氨基酸。

然而，这种治疗并不能用普通的方法进行。现在正在进行治疗的患者，希望先从药物治疗开始。试过服用氧化镁剂与栓剂的治疗后，患者自诉“虽然蒽醌类泻药的用量有减少，但如果腹胀，仍不能进食固态食物”，体重消瘦至32千克。

后来，我为该患者介绍了专业医生，让他接受其他医生的心理治疗及肠内营养药治疗。而我也建议他饮用含氨基酸的饮料，防止肌肉萎缩与四肢肌力下降。虽然该患者

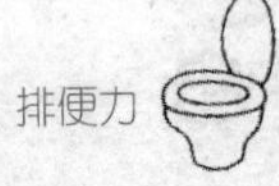

目前身心处于稳定的状态，但若体重下降到低于30千克，有生命危险，所以绝不能掉以轻心。

由上述可知，伴有进食障碍的泻药依赖性真的很难治疗，我目前仍处于摸索的阶段。不过，因为进食困难而住院治疗的病患并不在少数。

伴有进食障碍患者的治疗方法，必须征得患者的同意，不急躁，耐心争取症状改善，努力治疗。患者的家人及周围朋友的体谅及支持也很重要。今后对治疗，医生与患者都必须更加认真努力。

病例2

每天服用70粒泻药的35岁女性

现年35岁的C小姐，自高中时代起就有便秘问题。大学毕业进入公司后，因为腹胀及排便困难等症状加重，她开始每周服用市售的蒽醌类泻药1～2次。

她因为工作的关系经常坐在办公桌前而很少走动，加上为了减肥而养成不吃早餐的生活习惯，导致便秘更加恶化。后来竟变成每天必须服用泻药。

最后，又因为“没有排便就会不安”、“想要减肥成功”等心理因素，逐渐增加泻药的用量，每天服用的药量多达50粒（常用量为2～3粒）。等到她来我的诊所就医时，已经是每天必服70粒的严重程度。

到药店可一次购买500粒泻药，因此C小姐才能每天服用如此大量的泻药。每个月只要去四五家药店，就能获得需要的药量。

身高1.65米、体重45千克的C小姐属于纤瘦体型。初诊时，我才了解她正在进行不吃早餐、限制糖类摄入的减肥法。通过大肠内镜检查，虽然没有发现癌症等疾病，但有泻药不良反应引起的结肠黑色素沉着病。

我告诉C小姐她是重度泻药依赖性患者。虽然还没有进食障碍，但感到她排斥饮食，所以建议她每天早餐吃原味酸奶加寡糖及半根切片香蕉。让她进食半固态或流食，主要是为了使她不排斥饮食。

同时，我也要求她每天服用2克的氧化镁剂，早上及睡前各使用栓剂1次，并在入浴后喝1瓶添加食物纤维的饮料，晚上再服用“拉秘朗”和以前服用的泻药。

为了让C小姐情绪稳定，药量还是维持平时的70粒。

接受一段时间的治疗后，C小姐的腹胀及排便困难的症状缓解，于是我让她每天减少服用3粒泻药，排便也比较顺畅。虽然从70粒中减掉3粒很少，但C小姐说：“以前不服用70粒就无法排便。”因为“害怕减量后会无法排便”，没多久她又恢复原来的药量。

后来，我建议她进行灌肠等辅助疗法，在腹胀症状消失后，C小姐再次进行泻药减量的治疗。

结果，她在1个月内就减少了4～5粒的药量。同时积极配合食疗，早餐和晚餐都积极摄取富含食物纤维的蔬菜汤，排便也变得顺畅，半年就顺利完成减量。今后，她计划进行戒断蒽醌类泻药的治疗。

专栏四

过度使用咖啡灌肠的危险性

如前所述，重度泻药依赖性患者在进行泻药减量计划时可使用灌肠。

说到灌肠，近来有个棘手的问题，那就是咖啡灌肠。

咖啡灌肠就是从插入肛门的管子内注入咖啡液，排出大肠内的粪便的方法。现在在网上就能买到灌肠器具，与医院的灌肠作用相同。

灌肠是把装有温水的灌肠筒挂在高处加压，将温水灌入肠内。这也是医院常用的方法。服用泻药后仍无法软便、排便或腹腔手术发生肠粘连导致便秘时，进行灌肠效果颇佳。基本上每周做1次就可，次数过多反而会造成反效果。

不过，到我的诊所接受诊疗的患者中，有人说他每天做2次咖啡液灌肠已超过2年。

结果，只要不做灌肠就会无法排便。这是因为长期过分刺激肠道，使直肠反射完全消失。而且为了做咖啡液灌肠，想外出也变得很麻烦，让患者相当烦恼。

因为肠道长期受到比泻药还强烈的刺激，所以治疗非常困难。服用氧化镁剂也没什么效果，只好改用防风通圣散。边观察情况边将灌肠的次数减少至每天1次后，排便情形会获得改善。再坚持接受治疗的话，灌肠的次数应该可以再减少。

因此，灌肠和泻药一样，灌肠必须在医生指导下进行，否则非常危险。

补充

有关便秘门诊

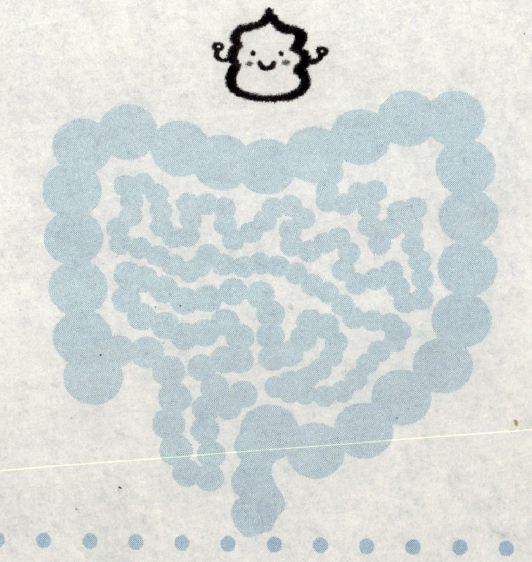

什么是便秘门诊

想接受便秘或泻药依赖性的治疗，最好去便秘门诊就诊。

人们认为，与重病相比，便秘被忽视，甚至不被认为是一种疾病，除了开泻药处方外，没有其他的有效治疗方法，没有时间对患者进行良好生活习惯等指导。便秘门诊是一种专科门诊、特殊门诊。医院和诊所都未设便秘门诊。患者可去肛肠科医院或诊所就诊。

此外，有些人会觉得比起肛肠科，肠胃科或消化内科（又称胃肠肝胆科）对便秘的治疗会更为专业。

目前也有部分医院的肠胃科或消化内科设有便秘门诊，但数量并不多。

严格说来，虽然这两种专科可提供诊疗便秘的服务，但最主要的目的是发现便秘中潜藏的癌症、息肉或其他疾病。一般肠胃科或消化内科的医生其实比较注重大肠癌或大肠息肉的发现，想当初我也是如此。

因此，只要没发现异常，就会开泻药给病患并说“先吃药再看看情况”。若病患泻药吃完后症状有所改善，复诊时又会再开泻药，直到患者主动说“已经不需要了”才会停止给药。我在前文也提过好几次，排便力的衰退与泻

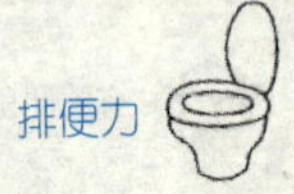

便秘门诊的主要问诊内容

（松生诊所的情况）

①目前为止服用过的泻药种类

②泻药的服用量

③饮食习惯（一天吃几餐、饮食的内容等）

④是否偏食

⑤服用泻药的时间

⑥是否做过腹腔手术

⑦有无自然便意

⑧有无其他疾病或服用什么药物

⑨女性是否有经前期综合征

药依赖性是很严重的问题，许多便秘患者都有这方面的烦恼，但负责治疗的医生很少察觉到这点。

怎么看便秘门诊

不管是哪一科，一般门诊的患者都很多，尤其复诊时，经常只和医生说一两句话就草草结束。

虽然现在是开放的社会，但对女性来说，要主动提及自己有便秘或泻药依赖性，多少还是羞于启齿。特别是重症患者，有些人因为无法向他人开口，独自隐忍痛苦好几年，甚至10年以上。

“我按照治疗便秘书上介绍的治疗方法，却完全没有改善”，“难道我的身体哪里出了问题吗？”这是不少便秘患者的心声。

其实告诉患者的是“很多病患都有相同的情况，不是只有你才这样，请不必太担心”。

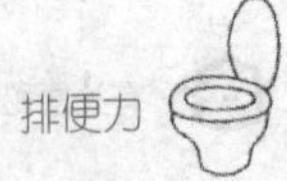

除了问诊还需要进行各种检查，确诊有无潜藏的疾病

虽然问诊可了解疾病的情况，但为了确诊便秘是否是由大肠癌等重大疾病引起，便秘门诊也会进行腹部X线检查或大肠内镜检查。

X线检查可了解肠内是否有未排出的气体或宿便，而大肠内镜除了可检查出有无结肠黑色素沉着病或术后肠粘连，还可诊断有无息肉或大肠癌。另外，因便秘感到痛苦时，也可请医生进行灌肠。

做一次大肠内镜检查

对便秘或泻药依赖性患者，我都会建议他们做大肠内镜检查。近年来，大肠癌有逐年攀升的倾向。根据日本2003年的调查，大肠癌是女性癌症死亡率的第1位，男性的第4位（大肠癌在中国位居癌症死亡率的第3位）。

大肠癌的死亡率正在逐年攀升

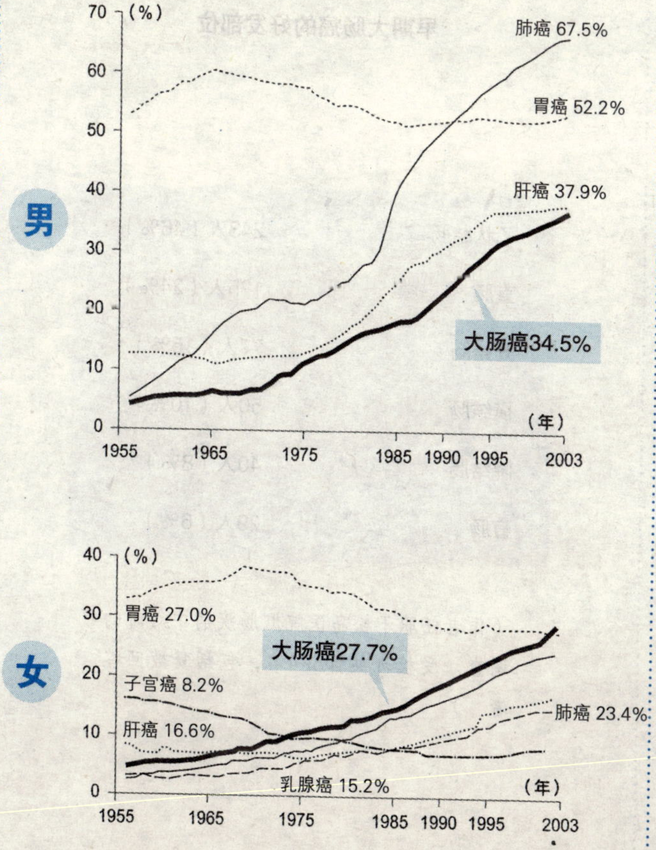

男

70 (%)
60
50
40
30
20
10
0

肺癌 67.5%
胃癌 52.2%
肝癌 37.9%
大肠癌34.5%

(年)
1955 1965 1975 1985 1990 1995 2003

女

40 (%)
30
20
10
0

胃癌 27.0%
大肠癌27.7%
子宫癌 8.2%
肝癌 16.6%
肺癌 23.4%
乳腺癌 15.2%

(年)
1955 1965 1975 1985 1990 1995 2003

（资料出处：日本厚生劳动省2003年人口动态统计月报）

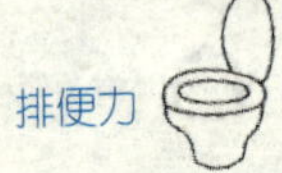

早期大肠癌的好发部位

部位	人数
乙状结肠	243人（46%）
直肠	125人（24%）
升结肠	77人（15%）
横结肠	50人（10%）
降结肠	40人（8%）
盲肠	29人（6%）

（作者任职于松岛医院肛肠疾病中心时的调查。受检者共计524名，包括复数回答者。）

我一直认为大肠癌与便秘有关联。过去任职于松岛医院肛肠疾病中心时，我在10年内做了2万次以上的检查。其中确诊为大肠癌的患者（特别是早期）的自诉有便秘症状的占20%左右。

或许，这并不是很高的数字。但就早期大肠癌的好发部位来看，约70%是在靠近肛门的直肠及乙状结肠。而直肠和乙状结肠正是粪便停留时间长的部位。粪便停留的时间越长（有慢性便秘者），致癌物质在乙状结肠和直肠内滞留就越久，致癌的危险也就越高。

想到“可能被检查出有癌症”的确是令人害怕的一件事，如果能早期发现，是非常幸运的事。1985年时，日本的早期大肠癌发现率并不像现在那么高。不过1990年后，出现了在内镜上安装高性能摄影镜头的装置，诊断的精准度大幅提升，更多人因而获救。

通过大肠内镜发现了早期癌变的话，不必进行外科剖腹手术，只要进行内镜手术（或称微创手术）即可。

大肠内镜检查并不痛苦

不过，一般人提到大肠内镜检查（并非一般健康体检

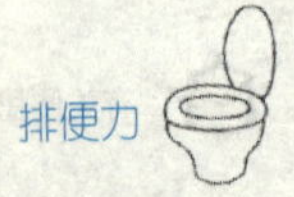

的方法）都会认为很痛苦。这是误解。多数人都不知道有些医院在做内镜检查时，会使用镇静药或镇痛药，且插入内镜管的技术只要纯熟就不会感到疼痛，可在无痛的状态下结束检查。

接受大肠内镜检查前，一般会先给予药效较强的泻药或洗净肠道用的泻药（30～50粒）来促进排便，净化肠道。然后注射镇痛药或镇静药，趁患者意识模糊后再由肛门插入内镜，开始进行检查。

使用镇痛药的目的是为了缓和患者的紧张与痛苦。因为少了镇痛药或镇静药的协助，很多人接受检查时感到很痛苦。不过，有些医院不会注射镇痛药，所以最好事先确认清楚。

注射镇痛药后，等患者的意识开始变模糊，再从肛门插入内镜，观察肠内10～15分钟。最后再让患者排出肠道内的空气，检查就结束了。

确诊无疾病后开始便秘治疗

做完大肠内镜检查后若未发现癌症或息肉等疾病，就可以开始便秘的治疗。

如前言所述，我常觉得“便秘与泻药依赖性的治疗如同交响乐的演奏”。医生扮演的角色是交响乐的指挥，在指挥的指导下，演奏会出现不同的变化。朝好的方向引导，自然成就一曲美妙的乐章。反之，若方向节奏错误，后果将会非常糟糕。因此在进行便秘治疗时，必须先找到适合自己的医生（指导），然后专心地接受治疗。

结语

培养“排便力”，拥有快乐的人生

相信读完本书的读者应该都已了解，培养“排便力”是多么重要。

排便是种生理现象，就和呼吸一样。无须刻意去思考，自然就会发生，是支持生命的活动。虽然便秘经常不被当成一回事，但没有排便，生命恐将无法延续，这是很严重的问题。

我在书中介绍了一些真实的病例，如每天服用数十粒泻药的重度泻药依赖性患者，或不使用灌肠就无法排便，因而影响日常生活的患者等。这是为了要让各位了解排便力衰退，甚至丧失排便力，是多么可怕的一件事。

就算尚未出现以上症状，阅读本书的读者往往都感受过便秘的痛苦吧。三四天没有排便导致腹胀，或者服用泻药后产生的腹痛都是很不舒服的事。

一般来说，进食后都会产生自然的便意，然后很顺畅地排便。乍听之下很理所当然，其实这是件很幸福且令人感激的事，这表示肠道非常健康。

有排便力的人，因为肠道内的有益菌多，就算有病菌侵入体内，也不会造成太大影响。根据资料显示，体内有益菌多的人都比较长寿。

此外，有排便力的人也都很美。因为排便可将体内90%

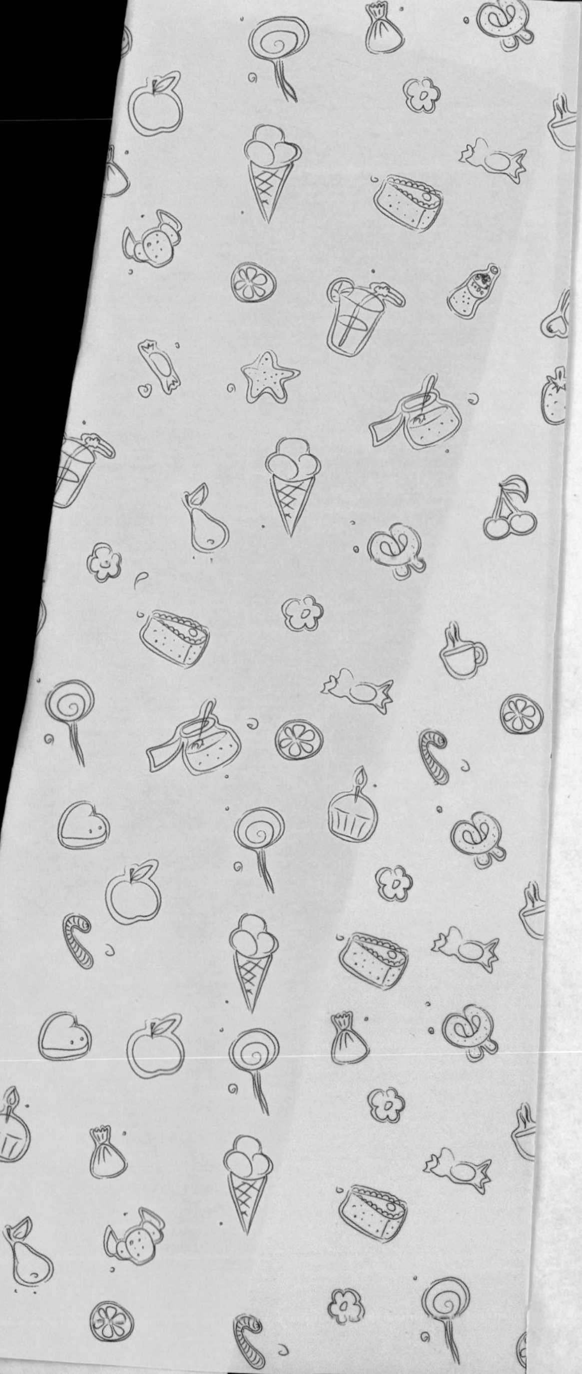

以上的毒素及废物一起排出体外，所以排便正常的人体内不会有毒素累积。

不少女演员和模特儿信奉饮食疗法（但不包括极端的限制饮等行为）。为了追求美丽，在日常生活中努力提高自己的排便力。培养排便力就能同时获得健康与美丽，可谓是好处多多。

然而，目前便秘对策太粗率。电视上不断播出的泻药广告，像在告诉大众只要吃药就能百分之百消除便秘。另一方面，许多医生没有根本的便秘对策，只会继续开泻药处方。

我希望能提醒更多的人注意排便力的重要性，加深对便秘正确治疗的关注。

本书中，我根据治疗便秘的经验，将便秘分成不同的类型与程度，分别介绍适合且可恢复排便力的方法。其中包括排便情况一般，但因肠道功能下降导致进食后出现腹胀的肠蠕动减弱的患者。

肠道容易受自主神经的影响，紧张或持续熬夜会使肠道功能下降。即使注意饮食和运动等，现代社会损伤肠道功能的许多因素都可导致便秘。所以请各位读者要好好善待自己的肠道。

肠道状态的好坏会因为生活方式而改变。在此，由衷地希望看过本书的读者都能培养排便力，拥有健康畅快的人生。

松生诊所院长　松生恒夫

图书在版编目（CIP）数据

排便力 /（日）松生恒夫著；连莉文译 . —长沙：湖南科学技术出版社，2011.6
ISBN 978-7-5357-6634-2

Ⅰ . ①排… Ⅱ . ①松… ②连… Ⅲ . ①肠疾病—防治 Ⅳ . ① R574

中国版本图书馆 CIP 数据核字（2011）第 042358 号

上架建议：生活·保健

著作合同登记号：图字 18-2011-078

排便力

著　　者：[日] 松生恒夫
译　　者：连莉文
责任编辑：林澧波
监　　制：蔡明菲　潘　良
特约编辑：杨丽娜
校　　译：刘奇琰
版权支持：辛　艳
装帧设计：姜利锐
出版发行：湖南科学技术出版社
（湖南省长沙市湘雅路 276 号　邮编：410008）
网　　址：www.hnstp.com
印　　刷：北京盛兰兄弟印刷装订有限公司
经　　销：新华书店
开　　本：775 × 1120　1/32
字　　数：150 千字
印　　张：6
版　　次：2011 年 6 月第 1 版
印　　次：2011 年 6 月第 1 次印刷
书　　号：ISBN 978-7-5357-6634-2
定　　价：26.80 元
（若有质量问题，请直接与本社出版科联系调换）

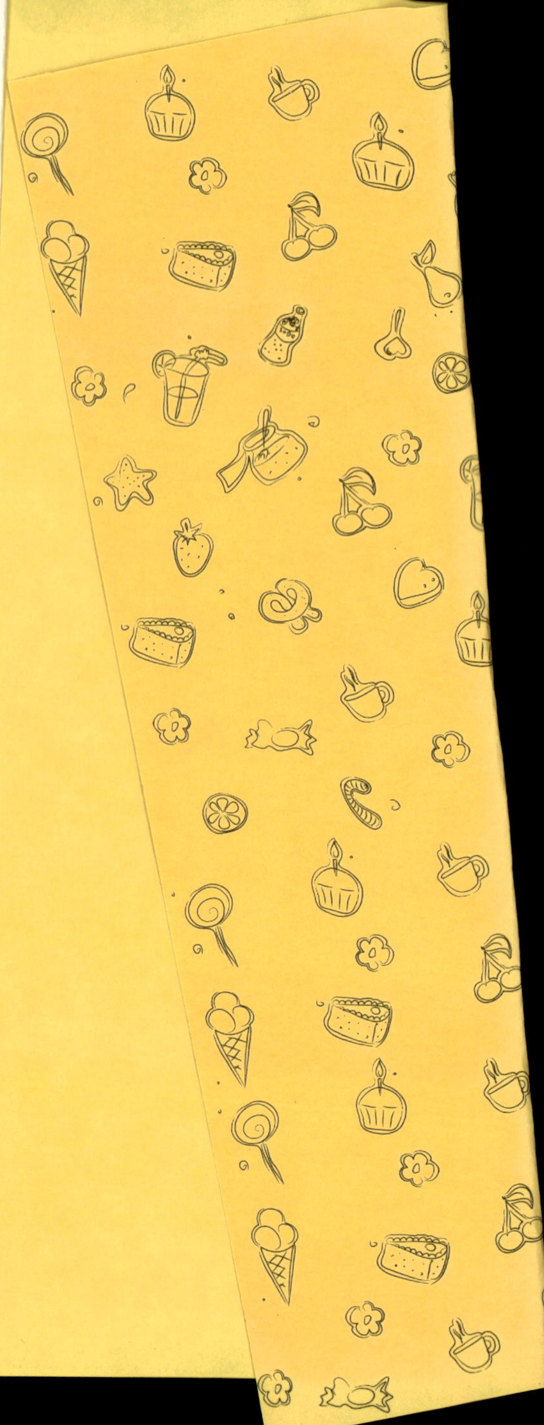